DES

ACCIDENTS BRONCHIQUES

ET BRONCHO-PNEUMONIQUES

DE LA VARIOLE

PAR

Louis-Gustave BREYNAERT

Interne Lauréat des Hôpitaux de Lille,
Aide d'Anatomie et Lauréat (*bis*) de la Faculté de Médecine de Lille,
Externe des Hôpitaux de Paris,
Docteur en médecine de la Faculté de Paris.

PARIS

ADRIEN DELAHAYE ET ÉMILE LEC

PLACE DE L'ÉCOLE-DE

—

1881

DES ACCIDENTS BRONCHIQUES ET BRONCHO-PNEUMONIQUES DE LA VARIOLE

DES

ACCIDENTS BRONCHIQUES

ET BRONCHO-PNEUMONIQUES

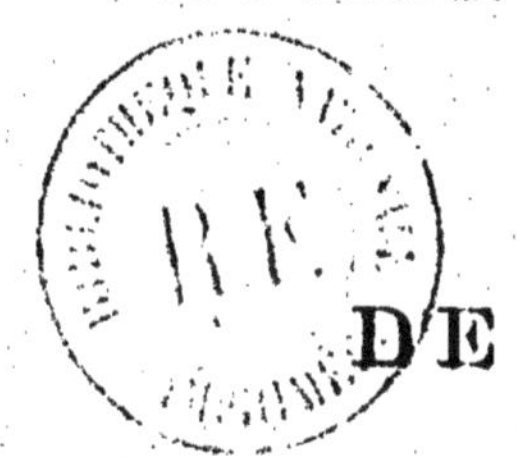

DE LA VARIOLE

PAR

Louis-Gustave BREYNAERT

Interne Lauréat des Hôpitaux de Lille,
Aide d'Anatomie et Lauréat (*bis*) de la Faculté de Médecine de Lille,
Externe des Hôpitaux de Paris,
Docteur en médecine de la Faculté de Paris.

PARIS

ADRIEN DELAHAYE ET ÉMILE LECROSNIER, ÉDITEURS

PLACE DE L'ÉCOLE-DE-MÉDECINE

—

1881

AVANT-PROPOS

Nous avons passé les derniers mois de notre externat à l'hôpital Saint-Antoine, dans le service spécial des varioleux, dirigé par M. Joffroy, professeur agrégé à la Faculté de médecine. Observant là chaque jour un grand nombre de malades, nous eûmes l'idée de consacrer notre thèse inaugurale à l'étude de la variole. Quoique cette fièvre éruptive ait été le sujet de nombreux travaux, nous nous aperçûmes bientôt que plusieurs points en avaient été laissés dans l'ombre. Nous avions encore devant nous un champ de recherches trop vaste, pour que nous pussions le parcourir en entier. Obligé de nous restreindre, nous résolûmes de borner notre travail à l'étude des accidents broncho-pulmonaires survenant au cours de la variole. Notre attention avait été appelée vers ce point par M. Joffroy, qui nous engagea à limiter nos recherches à ce seul côté de la question. Nous fûmes frappé de la fréquence de ces accidents; en même temps, nous constations certaines particularités, que les auteurs ne signalent pas ou sur lesquelles ils ont peu insisté. Tout en mettant à profit ce qui a déjà été écrit sur cette matière, nous rapporterons surtout les résultats de notre observation. Sans négliger la clinique, nous étudierons les lésions anatomiques, telles qu'il nous a été donné trop souvent de les observer, et enfin nous nous appliquerons à en déterminer la nature.

La bronchite et la broncho-pneumonie de la variole constitueront l'objet de notre travail.

Qu'il nous soit permis ici de remercier notre excellent chef de service, M. Joffroy, pour la bienveillance qu'en toutes circonstances il n'a cessé de nous témoigner, et pour l'empressement qu'il a toujours apporté à nous éclairer de ses conseils.

HISTORIQUE

Il y a longtemps que l'attention des anatomo-pathologistes et des cliniciens a été appelée sur ce point, à savoir que dans le cours de la variole l'appareil respiratoire pouvait être le siège de lésions diverses.

La laryngite variolique surtout a été bien étudiée. Presque tous les auteurs qui ont écrit sur la variole ont mentionné que dans cette affection le larynx était souvent envahi par l'éruption ; et, à côté de l'exanthème cutané, ils ont admis un exanthème laryngé, évoluant en même temps que l'éruption de la peau. Au point de vue clinique, les divers symptômes auxquels peut donner lieu la laryngite variolique, ont été décrits par différents auteurs, et plus récemment par MM. Krishaber et Peter (1). De leur côté, MM. Cornil et Ranvier (2) ont tracé les caractères anatomiques de cette laryngite, dont ils ont étudié les caractères macroscopiques et histologiques. Mais ces manifestations laryngées, en raison de leur fréquence et des signes cliniques très accusés qui les accompagnent souvent, devaient tout

(1) Krishaber et Peter, art. Larynx, *in Dictionnaire enc. des sciences médicales.*
(2) Cornil et Ranvier, *Manuel d'Histologie pathologique.*

naturellement appeler l'attention, et conduire à leur étude.

Les lésions bronchiques et les symptômes auxquels elles donnent lieu, ont été moins étudiés. MM. Cornil et Ranvier (1) ont signalé la congestion des bronches que l'on rencontre à l'autopsie des malades morts au cours des fièvres éruptives. Mais le fait de l'éruption trachéo-bronchique a presque exclusivement occupé les auteurs. La plupart s'accordent à dire que l'éruption qui atteint fréquemment le larynx, peut se prolonger plus ou moins loin dans les divisions bronchiques, dont elle atteint quelfois les dernières ramifications.

La bronchite capillaire, avec son cortège de symptômes asphyxiques, a été signalée comme la conséquence ultime de cette éruption bronchique généralisée. Cet accident de la variole n'avait pas échappé aux auteurs anciens. Rhazès (2), le premier historien de cette fièvre éruptive, avait remarqué « ces suffocations atroces et violentes, qui, lorsqu'elles surviennent, ôtent tout espoir de guérison. » M. Huchard (3), dans un chapitre de sa thèse où l'auteur s'occupe des varioles asphyxiques, rapporte deux observations de bronchite pustuleuse, où la suffocation rapide fut déterminée par les sécrétions bronchiques abondantes, qui accompagnèrent l'éruption généralisée des voies respiratoires. De même, dans diverses rela-

(1) Cornil et Ranvier, *loc. cit.*, p. 671.

(2) Rhazès, *Traité de la petite vérole et de la rougeole*, trad. par R. Mead, trad. française de M. Coste, t. I, p. 419.

(3) Huchard, *Étude sur les causes de la mort dans la variole*, Thèse de Paris, 1872.

tions d'épidémies varioliques, on a cité des cas où la bronchite capillaire intervenait, emportant rapidement les malades. Nous verrons ce qu'il faut penser, selon nous, de cette complication de la variole, que, pour le dire à l'avance, nous croyons rare dans cette fièvre éruptive.

Quant aux lésions du parenchyme pulmonaire lui-même, Andral, Grisolle, Vulpian, Trousseau, les ont mentionnées dans leurs ouvrages.

Les observations d'Andral (1), celles plus récentes de Cot (2), ont trait à la variole.

Grisolle (3) dit que, chez les sujets emportés par la variole, les lésions les plus fréquentes dans les organes intérieurs sont les congestions sanguines vers les poumons, quelquefois l'hépatisation, la splénisation de ces organes, qui peuvent aussi être le siège de noyaux d'apoplexie ou d'abcès métastatiques.

« Les complications pulmonaires inflammatoires sont « rares dans la variole, dit M. Vulpian (4) : Ce sont des « noyaux disséminés de congestion et d'hépatisation. « Tantôt, et moins rarement que dans les autres fièvres « éruptives, c'est une hépatisation lobaire. »

Suivant M. Jaccoud (5), des complications sérieuses peuvent être observées à la fin du troisième stade de la variole confluente; ce sont des inflammations pleuro-

(1) Andral, *Clinique médicale*, t. II, page 275; t. III, p. 433.
(2) Cot, *Étude sur les varioles malignes*, Th. de Paris, 1870.
(3) Grisolle, *Traité de Pathologie interne*, t. I, p. 101.
(4) Vulpian, *Des pneumonies secondaires*, Th. d'agrég., 1860, p. 33.
(5) Jaccoud, *Traité de pathologie interne*, t. II, p. 673.

pulmonaires, plus rarement encore des méningites et des congestions cérébrales.

Deshayes (1) s'exprime en ces termes au sujet de la variole : « . .. Quoi qu'il en soit des explications, le fait » certain est que les symptômes les plus habituels qui « enlèvent les malades, les lésions les plus constantes « que l'on trouve pour expliquer leur mort résident « dans l'appareil respiratoire, engouement pulmonaire, « broncho-pneumonie... »

La communication, récemment faite par M. Joffroy (2) à la Société anatomique sur les rapports qui existent entre la disposition anatomique des bronches et le siège des foyers de broncho-pneumonie, s'appuie sur des observations faites chez des varioleux.

Ce dernier auteur (3) a publié d'autre part une « Note sur la bronchite et la broncho-pneumonie de la variole. »

Notre thèse est une confirmation des idées émises dans le travail que nous venons de citer. Selon nous, l'inflammation du parenchyme pulmonaire dans la variole revêt ordinairement les caractères de la broncho-pneumonie.

Si nous en jugeons par ce que nous avons observé, la pneumonie lobaire, dans cette fièvre éruptive, doit être considérée comme une exception aussi rare que la broncho-pneumonie y est fréquente. Nous nous occuperons ailleurs de cette distinction, qui nous semble avoir été négligée quelquefois.

(1) Deshayes, *Diverses Considérations sur les formes cliniques de la variole*, Th. de Paris, 1871.

(2) Joffroy, *Bulletin de la Société anatomique*, juillet 1880.

(3) Id., *Archives de physiologie*, n° 5, 1880. Recueil de faits.

Nous diviserons notre travail en quatre chapitres :

Le premier sera consacré à l'anatomie pathologique des accidents bronchiques et broncho-pneumoniques de la variole;

Dans le second, nous traiterons de leur physiologie pathologique;

Dans le troisième, nous envisagerons le côté clinique de la question qui nous occupe;

Notre quatrième chapitre sera réservé à quelques considérations sur les rapports de la variole avec la tuberculose pulmonaire.

Nous terminerons notre étude par le résumé de nos observations.

CHAPITRE Ier

ANATOMIE PATHOLOGIQUE

Dans ce chapitre, nous étudierons successivement : 1° la bronchite variolique ; 2° les différentes formes de broncho-pneumonie observées dans la variole.

BRONCHITE VARIOLIQUE

La bronchite variolique se compose de deux éléments, tantôt réunis, mais se montrant fréquemment l'un sans l'autre. De ces deux éléments, l'un est constitué par la pustule de la variole, qui envahit les voies aériennes ; l'autre est représenté principalement par un état congestif, souvent très intense, de la muqueuse bronchique. Or, cette congestion des bronches, qui accompagne toujours la pustule bronchique, se rencontre fréquemment seule, sans que la muqueuse soit le siège d'une éruption pustuleuse. Nous pensons dès-lors qu'il y a lieu d'admettre la subdivision de la bronchite variolique en (*a*) *bronchite pustuleuse* et (*b*) *bronchite sans pustules*. Nous décrirons à part ces deux variétés, qu'il convient de séparer nettement, tant au point de vue anatomo-pathologique qu'au point de vue de l'interprétation des lésions.

Bronchite pustuleuse (1). — L'éruption de la variole se borne rarement à l'exanthème cutané; mais elle envahit d'ordinaire l'arrière-gorge, et fréquemment les voies respiratoires. L'éruption bucco-pharyngée, et celle qui a pour siège la muqueuse du larynx ont surtout été étudiées. L'énanthème bronchique n'a été le plus souvent que signalé.

« On trouve des pustules sur plusieurs muqueuses, dit Grisolle (2), beaucoup moins souvent sur celle du larynx, de la trachée et des bronches. »

MM. Cornil et Ranvier (3) s'expriment ainsi à ce sujet : « Le larynx est le siège, *comme tout l'arbre aérien*, de « pustules plus ou moins nombreuses dans les varioles « confluentes. »

Suivant M. Huchard (4), qui a donné une description de la pustulation bronchique « dans les varioles cohérentes « et confluentes, l'éruption envahit successivement le « fond de la gorge, les piliers, le voile palatin, les amyg- « dales, la muqueuse du pharynx dans toute son étendue, « s'étend au larynx, à la trachée et aux bronches jus- « qu'à leurs plus fines ramifications. »

L'éruption interne de la variole est parfois limitée à la muqueuse de l'arrière-gorge et y reste cantonnée : les voies aériennes, dans ce cas, sont indemnes de pustules. Il semble qu'il existe alors une barrière opposée

(1) Voy. obs. n°s V, VII, XIV, XVII, XVIII...... XXIX *bis*.

(2) Grisolle, *loc. cit.*, p. 100.

(3) Cornil et Ranvier, *loc. cit.*

(4) Huchard, Th. cit.

par le changement de l'épithélium entre le pharynx et le larynx. Mais, souvent aussi, l'éruption s'étend au larynx. Il s'en faut que l'éruption trachéo-bronchique soit aussi fréquente. Ce n'est guère que dans les cas de variole cohérente ou confluente que l'éruption dépasse les limites du larynx. Encore est-il des circonstances nombreuses, où, même avec un exanthème très abondant, on voit l'éruption épargner le système trachéo-bronchique. On ne peut donc conclure absolument de l'abondance de l'éruption cutanée à la présence de pustules plus ou moins nombreuses à la surface de la muqueuse respiratoire. Cependant, il existe entre ces deux éléments un rapport qu'il est impossible de méconnaître, mais dont nous ne pouvons au juste apprécier la fréquence absolue.

L'éruption trachéo-bronchique présente une étendue variable; mais il est certain que les cas dans lequels la pustulation se propage par toutes les bronches jusque dans leurs ramifications ultimes, sont rares. Fréquemment, avec une éruption laryngée plus ou moins abondante, l'examen cadavérique nous a permis de constater que les pustules ne dépassaient pas la bifurcation de la trachée : celle-ci elle-même n'était envahie souvent que dans sa moitié, son tiers supérieurs. En tous cas, c'est à ce niveau que l'éruption est toujours le plus compacte; elle semble continuer, en quelque sorte, l'exanthème laryngé. En descendant, les vésico-pustules deviennent moins serrées: ou bien, elles disparaissent peu à peu, de telle sorte que les bronches n'en présentent pas de traces; ou bien l'éruption bronchique est discrète, et limitée aux bronches de premier, deuxième, troisième ordre. Rarement elle se prolonge au-delà.

On pourrait représenter schématiquement l'éruption

laryngo-trachéo-bronchique par un cône renversé, dont la base répondrait au larynx et le sommet aux divisions bronchiques, à la condition de se rappeler que les pustules ne s'étendent pas, le plus souvent, aux petites bronches. L'éruption interne suit ainsi une progression décroissante du larynx aux bronches, dont elle ne dépasse pas ordinairement les troisièmes divisions.

Il existe évidemment des cas où les dernières ramifications bronchiques sont envahies; mais ce sont de tous les moins communs. Dans les observations de M. Huchard, citées plus haut, il est dit que l'on pouvait suivre l'éruption jusque dans les plus petites bronches. Nous avons nous-même observé deux faits de bronchite capillaire variolique; mais, dans l'une de nos observations (Obs. IX), le doute persiste sur le caractère anatomique certain de la lésion, l'autopsie n'ayant pu être faite. Dans la seconde (Obs. X), il s'agit d'un varioleux atteint anciennement de bronchite chronique avec emphysème pulmonaire. Chez lui, une pustulation peu abondante occupait le larynx et la partie supérieure de la trachée : mais les bronches étaient indemnes de toute éruption pustuleuse. L'inflammation chronique préexistante de la muqueuse bronchique a joué sans doute le rôle de cause prédisposante dans le développement de la bronchite capillaire.

A l'examen macroscopique de la trachéo-bronchite pustuleuse, l'aspect de la lésion est variable suivant le moment où on l'observe. Quand apparaît cette éruption? Il est difficile d'être précis à cet égard. Cependant, si l'on en juge par la bouche et le pharynx, les éruptions des muqueuses seraient plus précoces que celles de la peau. L'éruption interne évolue de la même façon que l'éruption cutanée, mais avec une rapidité plus grande.

Dans la trachée et les bronches, comme dans le larynx, ce sont d'abord des macules, puis des papules. La pustulation se montre ensuite.

Les pustules internes ont la même forme que celles de la peau. Elles font une légère saillie à la surface de la muqueuse, qui est rouge à leur pourtour; elles sont blanches, quelquefois même ombiliquées. Mais on les observe rarement à cet état. Le revêtement épithélial, qui les limite, se rompt bientôt; et, à leur place, on observe des exulcérations blanchâtres, plus ou moins profondes, à bords légèrement surélevés. C'est cet aspect que revêt le plus souvent l'éruption trachéo-bronchique, car on ne l'observe communément qu'à une période assez avancée de son évolution. Si l'éruption est abondante, comme cela se rencontre surtout dans la partie supérieure de la trachée, la muqueuse présente un aspect gris blanchâtre, comme si un exsudat pseudo-membraneux la recouvrait. Sa surface est inégale, déprimée en certains points, légèrement saillante en d'autres; elle semble creusée de petits godets, qui se touchent par leurs bords. Ce sont autant de petites ulcérations de la muqueuse, plus ou moins profondes, mais dont le fond, très généralement, ne dépasse pas cette tunique.

Là où l'exanthème est moins abondant, les lésions sont les mêmes, mais l'aspect diffère en raison du défaut de confluence des pustules ulcérées. Alors, au lieu de cette apparence grisâtre générale que nous signalons plus haut, la muqueuse, dans l'intervalle des pustules, revêt le plus souvent une teinte violacée, parfois même noirâtre, en rapport avec une congestion intense.

Dans un cas (Obs. IX), nous avons vu dans la trachée les pustules discrètes entourées d'un cercle inflammatoire circonscrit, et séparées, comme à la peau, par des intervalles de tissu sain. Mais la règle est que les pustules, dans les bronches, reposent sur un fond rouge intense, et cette congestion dans le système bronchique s'étend bien au-delà du siège des pustules. Cette congestion revêt d'ailleurs les caractères que nous assignerons tout à l'heure à la bronchite non pustuleuse.

MM. Cornil et Ranvier (1) ont étudié histologiquement la pustule laryngo-bronchique de la variole : « Lorsque sur une pièce durcie dans l'alcool, disent ces « auteurs, on fait une coupe perpendiculaire à la mu- « queuse et passant par le centre de l'une de ces pustules, « on voit, en l'examinant au microscope, un amas de « corpuscules de pus situés entre la couche épithéliale « et le chorion muqueux. Le revêtement épithélial est « soulevé, mais intact; les corpuscules de pus provien- « nent des vaisseaux du chorion, et des cellules d'épi- « thélium de la couche profonde; le tissu cellulaire du « chorion muqueux présente lui-même bientôt des cor- « puscules de pus. Plus tard, la couche superficielle de « la pustule, formée de cellules d'épithélium, s'imbibe « de liquide, se ramollit et se présente sous la forme « d'une petite membrane blanchâtre. »

Plus récemment, MM. Renaut (2) et Leloir (3) se sont attachés à décrire les altérations que l'on rencontre au niveau de la pustule variolique dans les différentes périodes de son évolution. Nous renvoyons à ces travaux intéressants, dans le détail desquels nous ne pouvons entrer.

La muqueuse bronchique, dans l'intervalle des pustules, n'est le siège d'aucun gonflement notable. Sa tex-

(1) Cornil et Ranvier, *loc. cit.*

(2) Renaut, *Communication à la Société médicale de Lyon*, avril 1880.

(3) Leloir, *Contribution à l'étude de la formation des pustules et des vésicules sur la peau et les muqueuses*, *Arch. de physiologie*, mars-avril 1880.

ture dense et serrée, l'absence d'un tissu cellulaire sous-muqueux qui puisse se prêter aux infiltrations comme le tissu cellulaire sous-cutané, suffisent pour nous faire admettre *à priori* que l'on ne doit point rencontrer ici cet œdème inflammatoire, dont la présence est presque constante au niveau des vésico-pustules du tégument cutané. En même temps, la muqueuse bronchique est recouverte d'un muco-pus visqueux adhérent, d'ordinaire peu abondant. Ce n'est guère que dans le cas de bronchite capillaire que la sécrétion muqueuse est abondante.

Bronchite non pustuleuse (1). — En décrivant la bronchite pustuleuse, nous avons mentionné la congestion intense qui accompagne ordinairement l'évolution pustuleuse dans les bronches. Nous n'avons pas insisté sur les caractères de cette congestion, sur laquelle nous devions revenir à propos de la bronchite non pustuleuse. Cette dernière variété n'est guère connue, ou du moins les auteurs s'y sont à peine arrêtés. Cependant, son existence, d'une fréquence extrême, ne peut être mise en doute.

MM. Cornil et Ranvier (2) mentionnent que la congestion des bronches existe dans beaucoup de fièvres, telles que les fièvres éruptives et la fièvre typhoïde. D'après ces auteurs, cette congestion serait caractérisée par la rougeur et la réplétion des vaisseaux et le gonflement de la muqueuse. « La surface des bronches est rouge, souvent couleur lie de vin; il peut y avoir des ecchymoses dans le tissu de la muqueuse, en particulier dans les cas d'exanthèmes cutanés, de fièvre typhoïde..... »

Cette description macroscopique s'applique presque

(1) Obs. nos I, II, III, IV, VI, VIII.
(2) Corn. et Ranv., *loc. cit.*

de tous points à la bronchite non pustuleuse de la variole; mais, il ne s'agit pas ici d'une simple congestion, ou, si l'on veut, c'est une congestion inflammatoire.

On peut, d'ailleurs, rencontrer diverses dispositions. Tantôt, les pustules sont limitées au larynx et à la partie supérieure de la trachée; dans l'intervalle des pustules, la muqueuse est fortement congestionnée, mais cette congestion se prolonge dans les voies respiratoires, bien au-delà du siège de l'éruption : toute la trachée et les grosses bronches présentent une injection des plus vives. Tantôt, les pustules font absolument défaut par toute l'étendue de la muqueuse laryngo-trachéo-bronchique : mais la congestion de cette muqueuse n'en existe pas moins avec les mêmes caractères d'intensité. Quelquefois, la muqueuse des bronches, indemne d'ailleurs de toute éruption pustuleuse, se trouve enflammée indépendamment de la muqueuse trachéale, qui présente son aspect normal, alors que le larynx lui-même est le siège de pustules plus ou moins abondantes.

L'inflammation non pustuleuse des bronches peut donc se manifester isolément, sans participation de la trachée au processus congestif. D'ailleurs, même dans les cas où la muqueuse trachéale est simultanément enflammée, la congestion est souvent plus intense au niveau des bronches, et l'hypérémie de la muqueuse bronchique est prédominante.

Cet état congestif inflammatoire des bronches s'est offert à nous dans toutes les autopsies de varioleux adultes que nous avons faites.

Que la muqueuse bronchique fût ou non envahie par l'éruption, cette congestion n'a jamais fait défaut dans plus de soixante-dix examens cadavériques qu'il nous a été permis de pratiquer. Lorsque l'éruption bronchique coexistait, ainsi que nous l'avons dit plus haut, l'état congestif présentait d'ailleurs les mêmes caractères qu'en l'absence de toute pustulation.

La congestion des bronches est tantôt limitée aux divisions de gros et moyen calibre; ce sont les bronches de premier, deuxième, troisième ordre, qui sont seules enflammées. Dans ce cas, la muqueuse des bronches plus petites présente ses caractères normaux et tranche, par sa teinte gris blanchâtre, sur la coloration rouge foncée que présente la muqueuse congestionnée des bronches plus volumineuses. Cette intégrité des petites bronches se rencontre surtout dans les parties supérieures du poumon. Tantôt, la congestion se généralise aux ramifications les plus fines, et c'est surtout au niveau des bronches, qui conduisent à un foyer de broncho-pneumonie, que l'on constate ce caractère d'extension de l'inflammation bronchique, qui se propage jusques et y compris les bronchioles lobulaires.

L'aspect de la muqueuse enflammée varie suivant le degré de la congestion.

D'ordinaire, cette congestion revêt une grande intensité : la muqueuse, légèrement épaissie, présente une coloration rouge sombre; on voit, se dessinant à sa surface, des petits vaisseaux très nombreux, qui forment des réseaux à mailles plus ou moins serrées, à direction généralement transversale. La vascularisation est parfois tellement augmentée que ce ne sont plus des réseaux, mais des plaques rouges disséminées ou une nappe uniformément violacée. La congestion est également vive dans les divisions bronchiques droites et gauches, ou bien elle prédomine de l'un ou l'autre côté : nous avons fréquemment rencontré cette prédominance au niveau des bronches droites.

Il est un autre caractère de cette inflammation des bronches que nous devons signaler et qui, à nos yeux, présente un haut intérêt : nous l'avons déjà mentionné pour la bronchite pustuleuse. Avec cette injection ordinairement si vive de la muqueuse bronchique, les bronches ne renferment le plus souvent que des mucosités peu abondantes; les sécrétions sont à peine augmentées.

M. Joffroy (1) a fait, à plusieurs reprises, l'examen microscopique de la muqueuse bronchique ainsi congestionnée. « En examinant au microscope, dit cet auteur, « la coupe transversale d'une bronche de gros ou de « moyen calibre, on est d'abord frappé de la réplétion « et de la dilatation excessive des vaisseaux sanguins. « Cette congestion est d'autant plus accusée qu'on se « rapproche davantage de la surface de la muqueuse, « et, à ce niveau, on trouve même parfois des extravasations sanguines. Il est très difficile de retrouver « l'épithélium à la surface de la muqueuse. Dans les « préparations, où l'on en rencontre des débris sur « quelques segments de la coupe, on remarque ordinairement que la forme de la plupart des cellules n'est « plus celle des épithéliums à cils vibratiles. Les cellules « sont moins longues, plus larges, polyédriques ou « même ovalaires, et plongées au milieu d'une substance « grenue, contenant parfois des hématies, rarement des « leucocytes.

« Les glandes des bronches présentent des éléments « cellulaires granuleux et en partie détruits; mais nous « ne savons s'il s'agit là d'une inflammation épithéliale « ou d'une altération cadavérique. Nous n'avons examiné « les bronches (de gros ou de moyen calibre) que dans

(1) Joffroy, *Note sur la bronchite et la broncho-pneumonie de la variole*, in *Archives de physiologie*, n° 4, 1880, p. 684.

« trois cas, et, dans les trois cas, nous avons constaté « cette congestion énorme, et ces modifications des « cellules du revêtement épithélial nous paraissent « prouver la nature inflammatoire de ces lésions. Il ne « s'agit donc pas là d'une simple congestion, mais bien « d'une **bronchite...** »

LÉSIONS BRONCHO-PNEUMONIQUES

Que l'inflammation des bronches, au lieu de se limiter aux divisions de gros et de moyen calibre, s'étende davantage et gagne les bronchioles lobulaires et les alvéoles qui les terminent, et la broncho-pneumonie sera constituée. C'est presque constamment à la spléno-pneumonie que se rapportent les altérations broncho-pneumoniques développées dans les poumons des varioleux.

Cependant, on peut rencontrer dans la variole l'une quelconque des formes de broncho-pneumonie décrites par M. Joffroy dans sa thèse d'agrégation. Avant d'étudier la lésion anatomique, nous jugeons utile de parler d'abord de la fréquence de ces lésions et du siège qu'occupe le plus souvent l'inflammation broncho-pneumonique.

Fréquence. — La fréquence des accidents broncho-pneumoniques au cours de la variole a échappé à la plupart des auteurs. Deshayes (1), dont nous avons déjà rapporté l'opinion, est le premier qui ait insisté sur cette grande fréquence, lorsqu'il dit que les lésions les plus constantes que l'on trouve pour expliquer la mort des

(1) Deshayes, Th. cit.

varioleux résident dans l'appareil respiratoire. (Congestions pulmonaires, broncho-pneumonies.....)

Pour notre compte, dans les soixante-dix autopsies que nous avons faites sous la bienveillante direction de M. Joffroy, nous avons rencontré la broncho-pneumonie dans la moitié des cas. Mais ces chiffres concernent la variole de l'adulte.

Différents auteurs se sont occupés de cette question chez l'enfant. Grisolle (1) dit que d'après un relevé qu'il a fait des pneumonies secondaires chez les enfants, celles-ci seraient survenues dans un quart des cas des varioles terminées par la mort.

Pour Bouchut (2), la pneumonie lobulaire est une complication fréquente et souvent fatale de la variole à cet âge de la vie.

De son côté, sur vingt et une autopsies d'enfants varioleux, M. Parrot (3) a rencontré sept fois la broncho-pneumonie. Ce rapport, un peu plus élevé que celui établi par Grisolle, serait inférieur cependant à celui que nous avons observé chez l'adulte.

Nous n'avons pu observer souvent la variole chez l'enfant, en raison de la rareté relative de cette fièvre éruptive dans les premières années de la vie.

Mais, le seul examen cadavérique où nous ayons vu l'appareil respiratoire, y compris les bronches, indemne de toute altération phlegmasique après la variole, concernait un enfant âgé de sept mois, mort au septième jour de l'éruption d'une variole cohérente. Dans un autre cas de variole cohérente, chez un enfant âgé de neuf mois, mort au huitième jour de la fièvre éruptive,

(1) Grisolle, *Traité de la pneumonie*, p. 161.

(2) Bouchut, *Traité des maladies de l'enfance*, p. 782.

(3) Parrot, cité par Joffroy, Th. d'agrég., 1880.

l'autopsie nous a permis de rencontrer les lésions de la trachéo-bronchite non pustuleuse; l'inflammation des bronches s'arrêtait aux divisions bronchiques de troisième ordre inclusivement. Mais, le tissu pulmonaire, dans ce cas, présentait son aspect normal par toute l'étendue des deux poumons (1).

Siège des lésions. — Les lésions broncho-pneumoniques dans la variole peuvent occuper les différents points du parenchyme pulmonaire. Mais, dans le plus grand nombre des cas, elles présentent une fixité de siège sur laquelle nous insistons. La lésion peut être plus ou moins étendue, envahir une grande partie d'un ou des deux poumons; mais les points où elle se montre de préférence et tout d'abord sont le poumon droit, et plus particulièrement certaine région de ce poumon.

Grisolle (2) fait remarquer que les pneumonies secondaires se rencontrent plus fréquemment à gauche qu'à droite, à l'inverse des pneumonies franches, qui se développent plus volontiers du côté droit. Or, les pneumonies secondaires sont en général des broncho-pneumonies; et les broncho-pneumonies sont généralement doubles. Quoi qu'il en soit, l'assertion de Grisolle ne saurait être admise en ce qui concerne l'affection varioliquo. Dans les trente cas de broncho-pneumonie que nous avons observés chez des varioleux, la lésion, quand elle s'est limitée à un seul côté de la poitrine, affectait toujours le poumon droit; quand elle était double, c'est encore par le poumon droit, sauf dans un cas, que nous avons vu débuter le processus phlegmasique.

Nous venons de mentionner le caractère de bilatéralité que présente d'ordinaire la broncho-pneumonie; par

(1) Obs. VIII *bis*.
(2) Grisolle, *Traité de la pneumonie*.

une exception à cette loi, il n'est pas rare, dans la variole, qu'elle soit limitée à un seul côté. Nous possédons huit observations de broncho-pneumonie unilatérale droite dans la variole (1); dans ces cas, le poumon gauche était le siège d'une congestion intense, occupant dans ce poumon les points symétriques des parties pneumonisées à droite.

Quand la broncho-pneumonie est double, les lésions du poumon gauche sont souvent moins étendues que celles du poumon droit, et à une période moins avancée de l'évolution pneumonique. Fréquemment, on rencontrera dans le poumon droit des noyaux volumineux d'hépatisation lobulaire, alors que les altérations prédominantes du poumon gauche seront celles de la splénisation (2).

La région des poumons le plus fréquemment et la première envahie par l'inflammation, se trouve être la partie moyenne au niveau du hile pulmonaire. Les points que nous avons trouvés le plus souvent atteints sont la moitié supérieure du lobe inférieur et les parties adjacentes du lobe supérieur. Rarement, le lobe moyen se trouve compris dans la zone enflammée. La lésion naît toujours au niveau du hile au voisinage du bord postérieur du poumon. De là, elle irradie surtout vers le lobe inférieur, où elle acquiert sa plus grande étendue, et qu'elle transforme parfois en un vaste foyer de broncho-pneumonie. Le bord antérieur des poumons est généralement indemne : il en est de même des parties supérieures, sauf dans les cas de broncho-pneumonie à noyaux disséminés, où la lésion se présente sous l'aspect de noyaux diffus par toute l'étendue du parenchyme

(1) Obs. nos XIV, XIX, XX, XXI, XXIII.....
(2) Obs. nos XV, XVI, XVII, XVIII, XXII.

pulmonaire. Cette dernière variété est d'ailleurs rare dans la variole.

Nous entrons maintenant dans la description anatomique des lésions pulmonaires. Nous décrirons successivement :

(*a*) La splénisation ou congestion inflammatoire, sorte d'état intermédiaire entre la bronchite simple et la broncho-pneumonie.

(*b*) La spléno-pneumonie qui est la forme habituelle de la broncho-pneumonie dans la variole.

(*c*) La broncho-pneumonie à noyaux confluents.

(*d*) La broncho-pneumonie à noyaux disséminés.

(*e*) La bronchite capillaire.

(*f*) La broncho-pneumonie subaiguë.

Nous serons aussi brefs que possible dans la description de ces trois dernières variétés; les deux premières, en raison de leur fréquence plus grande, la troisième, à cause des erreurs de diagnostic anatomique auxquelles elle peut donner lieu, nous occuperont davantage.

A. *Splénisation* (1). — La splénisation consiste essentiellement en une inflammation épithéliale du poumon; c'est une pneumonie épithéliale ou catarrhale, dans le sens que les auteurs allemands attachent à ce mot. Il n'y a pas longtemps que l'on est édifié sur la nature intime de cette altération, que l'on a désignée du nom de splénisation, à cause de la ressemblance grossière qui existe entre le tissu splénisé et celui de la rate. Cette altération se rencontre fréquemment dans la variole : soit que l'inflammation broncho-pneumonique affecte cette forme exclusive dans un poumon ou simultanément dans les deux côtés de la poitrine; soit que la splénisation uni-

(1) Obs. nos XI, XII, XIII, XV.....

latérale coexiste avec une autre modalité phlegmasique, la spléno-pneumonie, qui occupe le poumon opposé. Ce que nous avons dit des localisations de la broncho-pneumonie en général dans la variole s'applique d'ailleurs à la splénisation.

Macroscopiquement, la splénisation se montre en foyers plus ou moins étendus. Le foyer est généralement unique; son volume variable peut égaler celui d'une orange ou s'étendre à tout un lobe pulmonaire. Quand le foyer est superficiel, il révèle sa présence à l'extérieur par une coloration violacée qui s'étale par plaques irrégulières à la surface du poumon. A la coupe, au milieu d'un tissu congestionné, œdématié, le foyer de splénisation se reconnaît à la coloration rouge sombre, qui, vers la périphérie du foyer se confond insensiblement avec celle du tissu pulmonaire voisin. La surface de section est lisse, et laisse sourdre un liquide peu abondant, séro-sanguinolent, non aéré. Le parenchyme pulmonaire splénisé présente un certain degré de résistance que l'on ne rencontre pas dans les points simplement congestionnés. Si on le presse entre les doigts, on constate que la crépitation a très notablement diminué, ou presque disparu. Le tissu, plongé dans l'eau, ne gagne pas le fond du vase. A l'inverse de ce que l'on rencontre généralement dans la splénisation, surtout chez les enfants atteints de rougeole, les bronches extra lobulaires, correspondant au foyer splénisé, ne sont pas oblitérées dans la variole.

M. Joffroy (1) a fait, à plusieurs reprises, l'examen histologique des poumons splénisés, provenant de sujets qui avaient succombé à la variole, et a bien voulu nous communiquer le résultat de ses recherches. Le micros-

(1) Com. or.

cope démontre qu'il existe une congestion énorme des parties splénisées, les capillaires dilatés sont remplis par des hématies qui en obstruent le calibre. En même temps, l'épithélium alvéolaire a subi d'importantes modifications, tandis que le tissu conjonctif de l'alvéole est respecté. Cet épithélium est granuleux, déformé, tendant à revêtir une forme globuleuse; dans l'intérieur des alvéoles, il existe des cellules épithéliales desquamées, mêlées à quelques globules rouges, et plongées au milieu d'une matière granuleuse de nature indéterminée. Les bronchioles lobulaires, au niveau du foyer de splénisation présentent des altérations analogues à celles du parenchyme pulmonaire : la muqueuse est le siège d'une congestion intense avec prolifération desquamative peu abondante de l'épithélium.

Spléno-pneumonie. — Lorsque le foyer de splénisation est étendu, il est fréquent de trouver à son centre des noyaux, de nombre et de dimensions variables, où le tissu pulmonaire, induré, résistant au doigt, ne crépite plus et gagne directement le fond de l'eau : on est en présence d'un foyer de spléno-pneumonie. C'est là par excellence la lésion broncho-pneumonique de la variole; sur les trente cas de broncho-pneumonie variolique que nous avons observés, elle est notée vingt fois. Selon M. Joffroy (Com. orale), nulle part ailleurs cette altération ne se montrerait avec des caractères mieux tranchés.

Dans les cas types, l'inflammation spléno-pneumonique, au niveau du poumon droit, a envahi la partie inférieure du lobe supérieur, et la moitié ou les trois quarts supérieurs du lobe inférieur (1). Quelquefois tout le lobe

(1) Obs. nos XVII, XVIII, XXV.....

inférieur est compris dans la zone pneumonisée, mais très souvent la base du poumon n'est pas envahie, et à ce niveau le tissu est le siège d'une congestion intense. Le lobe moyen échappe aussi le plus souvent à l'inflammation (1); de même les parties antérieures du poumon sont généralement saines. Dans le poumon gauche, il existe ou de la splénisation simple ou un foyer spléno-pneumonique moins étendu, et siégeant au niveau de la partie moyenne du poumon.

Nous opposerons aux cas dans lesquels la spléno-pneumonie envahit une étendue assez considérable du parenchyme pulmonaire, ceux où la lésion est plus limitée, bornée à un foyer de petites dimensions qui occupe la partie moyenne du poumon, et toujours rapproché du bord postérieur; la spléno-pneumonie est alors ordinairement unilatérale (2).

Quand la lésion est étendue, comme dans les cas auxquels nous avons fait allusion en premier lieu, voici ce que l'on observe. Le lobe altéré semble augmenter de volume; et sa surface, au niveau des régions enflammées, présente une coloration foncée, bleu noirâtre. En ces points, la surface du poumon est très souvent recouverte de néo-membranes ténues, qui agglutinent les deux feuillets de la plèvre. La palpation extérieure du poumon permet de constater que la consistance du tissu est augmentée; en même temps l'on sent dans l'épaisseur du parenchyme des parties plus indurées. Celles-ci arrivent fréquemment jusqu'à la surface du poumon qu'elles soulèvent plus ou moins. A la coupe, le tissu pulmonaire est résistant et présente une coloration générale rouge sombre; sur ce fond ainsi coloré se dessinent des

(1) Obs. XXIX *bis*.
(2) Obs. nos XV, XXIII, XXIV.......

zones où la coloration est plus foncée, acajou : ce sont des noyaux de broncho-pneumonie disséminés au milieu des parties splénisées. Le nombre de ces noyaux est variable; il en est de même de leur volume, qui présente les dimensions d'une lentille ou d'une noisette, ou atteint même une étendue plus considérable. Leur forme est généralement arrondie, leur coloration est bigarrée, marbrée de brun et de rose. Quelquefois cette coloration est noirâtre, analogue à celle des noyaux d'apoplexie pulmonaire; et, de fait, il y a là une congestion énorme et une véritable hémorrhagie dans ces noyaux de broncho-pneumonie. Nous avons observé plusieurs fois ce genre d'altérations : dans deux cas (1), où il s'agissait de varioles à forme hémorrhagique, ce caractère était nettement accusé. Au niveau de ces noyaux, la surface de section présente parfois quelques granulations peu élevées, et qui ne sauraient être confondues avec les granulations de la pneumonie franche. Le tissu est plus sec en ces points qu'au niveau des zones splénisées, et laisse écouler un liquide séro sanguinolent très peu abondant. L'induration que nous avons déjà rencontrée au toucher des noyaux qui occupent la superficie du poumon, se constate encore mieux à la coupe : il s'agit d'une véritable hépatisation. Le tissu ne crépite plus et gagne directement le fond de l'eau. Ces deux derniers caractères suffiraient seuls pour faire reconnaître le noyau de broncho-pneumonie. Dans l'intervalle des noyaux hépatisés, le tissu pulmonaire présente les caractères que nous avons assignés à la splénisation.

Nous connaissons déjà les lésions microscopiques de la splénisation; nous n'étudierons ici au point de vue histologique que le noyau de broncho-pneumonie. Or, celui-ci

(1) Obs. n°s XIV. XVI.

dans la variole se présente avec des caractères spéciaux, sur lesquels M. Joffroy (1) a récemment appelé l'attention. On sait que la caractéristique du noyau de broncho-pneumonie se trouve constituée par le nodule péri-bronchique si bien étudié par M. Charcot. Le savant professeur donne ce nom à une altération spéciale des alvéoles contiguës à la bronche lobulaire. Ces parties sont le siège d'une inflammation phlegmoneuse, frappant d'abord la bronchiole et apparaissant primitivement au centre du lobule pour s'étendre de proche en proche soit par continuité de tissu soit par contiguité, et envahir parfois la totalité du lobule.

Dans la variole, les préparations microscopiques, au niveau du noyau de broncho-pneumonie, montrent les lobules séparés entre eux par les travées conjonctives péri-lobulaires épaissies et infiltrées çà et là de leucocytes peu abondants. Au centre du lobule, on remarque une partie plus sombre, qui représente la bronchiole lobulaire et les alvéoles adjacentes; c'est le nodule péri-bronchique. A ce niveau la paroi conjonctive des alvéoles est le siège d'une tuméfaction trouble; les fibrilles qui entrent dans sa constitution sont légèrement dissociées, et les capillaires sont en beaucoup de points aplatis et vides de sang. L'épithélium des alvéoles est gonflé, granuleux, en voie de prolifération; des cellules épithéliales desquamées et déformées sont contenues dans la cavité alvéolaire qui renferme une très grande quantité d'hématies. La présence des globules rouges dans l'intérieur des alvéoles alors même que les capillaires étaient exsangues, n'a jamais fait défaut dans les examens microscopiques pratiqués par M. Joffroy. Sur quelques préparations, les alvéoles contenaient de la fibrine épanchée,

(1) Joffroy, *in Arch. de physiologie*, n° 4, 1880, p. 683.

formant des mailles réticulaires qui emprisonnaient les hématies, les leucocytes peu abondants et les cellules épithéliales desquamées. La paroi de la bronchiole lobulaire est épaissie, infiltrée de rares leucocytes, mêlée à quelques granulations moléculaires; les capillaires, dilatés en certains points, sont vides là où la lésion est plus avancée. L'épithélium de la petite bronche présente des altérations analogues à celles de l'épithélium alvéolaire. La bronchiole renferme à son intérieur un liquide composé d'hématies, de quelques globules blancs, et d'un exsudat fibrineux ou séro-albumineux. Autour des nodules péri-bronchiques les lésions sont celles de la splénisation.

Il est un fait sur lequel nous nous permettons d'insister ici parce qu'il nous semble des plus intéressants dans l'étude microscopique des inflammations pulmonaires de la variole en général. C'est l'abondance des hématies qui caractérise en quelque sorte ces inflammations. Nous la trouvons signalée dans la congestion inflammatoire des bronches, où les capillaires sont gorgés de globules rouges; nous la rencontrons de même dans la splénisation; enfin, au niveau du noyau de broncho-pneumonie, les hématies remplissent encore les alvéoles pulmonaires alors même que les vaisseaux en sont dépourvus.

Broncho-pneumonie à noyaux confluents. — Ici, l'hépatisation lobulaire s'est étendue au point d'envahir tout ou presque tout un lobe. Nous avons observé deux fois ce genre d'inflammation très nettement caractérisée (1). Mais cette forme doit être peu fréquente dans la variole, car la mort arrive généralement trop vite pour que l'hépatisation puisse acquérir des proportions aussi considérables. Lorsque l'inflammation s'étend à tout un lobe,

(1) Obs. nos XXX, XXXI.

on observe plutôt la spléno-pneumonie dont la broncho-pneumonie à noyaux confluents n'est, d'ailleurs, qu'un dérivé. Entre ces deux formes d'inflammation pulmonaire il existe une liaison étroite, la seconde n'étant qu'un degré plus élevé de la première.

La broncho-pneumonie à noyaux confluents occupe généralement les deux poumons au niveau des lobes inférieurs; mais l'hépatisation est souvent plus étendue dans l'un d'eux.

Le lobe envahi est augmenté de volume; la plèvre, qui recouvre sa surface, est recouverte de néo-membranes. A la coupe, le tissu pulmonaire est induré en masse, il ne crépite plus et gagne le fond de l'eau; la surface de section peut même présenter parfois un aspect granuleux, analogue à celui de la pneumonie franche. Aussi ces deux lésions peuvent-elles être aisément confondues. Cependant, la coloration du tissu enflammé, au cas de broncho-pneumonie, présente un aspect marbré, granitique, spécial, qui permettra souvent de la reconnaître. En outre, l'examen attentif du lobe induré fera généralement reconnaître des zones peu étendues, disséminées, où l'on retrouve les caractères de la splénisation. D'autre part, l'existence de la bronchite, la bilatéralité de la lésion, la possibilité de rencontrer souvent dans le poumon opposé des noyaux bien nets de broncho-pneumonie sont autant de raisons qui militeront en faveur de l'inflammation lobulaire que le microscope viendra démontrer d'une façon certaine. Nous chercherons à établir ailleurs que la pneumonie franche ne doit être admise qu'à titre d'exception dans la variole.

Broncho-pneumonie à noyaux disséminés. — Ce qui caractérise cette forme, c'est que les noyaux sont disséminés, non plus au centre de tissus splénisés comme dans la spléno-pneumonie, mais au milieu de tissus normaux ou simplement congestionnés. Cette variété est rare dans la variole : nous ne l'avons guère rencontrée que deux fois dans nos autopsies (1). Ici les foyers d'hépatisation sont répandus par toute l'étendue du parenchyme pulmonaire : dans nos deux cas, la lésion était bilatérale. L'observation XXVII est un bel exemple de cette forme : il y est noté que les trois lobes du poumon droit contiennent des noyaux de broncho-pneumonie irrégulièrement répartis, du volume de noisettes; la lésion est plus accentuée au niveau du lobe inférieur. Dans le poumon gauche, le lobe inférieur seul est le siège de l'altération.

Bronchite capillaire. — Quant à la bronchite capillaire, elle est classée dans le cadre des broncho-pneumonies, en raison des altérations du parenchyme pulmonaire, que l'on rencontre toujours en même temps que l'inflammation généralisée des bronches. Ces lésions pulmonaires consistent ordinairement en une splénisation d'étendue variable, qui atteint surtout les lobes inférieurs. L'on rencontre en outre des petits points indurés, disséminés, qui représentent des petits foyers de broncho-pneumonie au début de leur évolution. Mais ce qui caractérise essentiellement la bronchite capillaire, c'est la généralisation de l'inflammation à un grand nombre de bronches capillaires, et l'abondance de la sécrétion muco-purulente des bronches enflammées.

D'une façon générale, cette forme est rare dans la variole; mais on la rencontre assez fréquemment dans certaines épidémies. Nous avons observé la bronchite

(1) Obs. n°s XXVI, XXVII.

capillaire chez deux varioleux : chez l'un d'eux nous n'avons pu procéder à l'autopsie ; nous avons rapporté plus haut les résultats que nous a fournis l'examen cadavérique chez l'autre de ces malades (1). La bronchite capillaire dans ce cas ne relevait pas d'une éruption pustuleuse. Dans les deux faits de M. Huchard, que nous avons déjà mentionnés, il est dit que l'on rencontrait des pustules jusque dans les bronches de petit calibre.

Cependant, nous sommes peu disposé à faire jouer un rôle prédominant à l'éruption dans la production de la bronchite capillaire variolique. Si nous nous reportons à ce que nous avons dit de l'inflammation des bronches dans la variole, nous voyons que cette inflammation, même au cas de pustules abondantes, se caractérise d'ordinaire par la pauvreté de ses sécrétions. Lorsque la bronchite capillaire vient compliquer la variole, nous croyons, ainsi que nous le dirons plus loin, qu'il faut faire intervenir dans ces cas un élément étranger à la fièvre éruptive, et qui imprime aux accidents bronchiques cette modification spéciale. Selon nous, la bronchite capillaire ne serait pas nécessairement liée à une généralisation de l'éruption bronchique; l'inflammation des bronches observée ordinairement au cours de la variole, et déviée de son type régulier, pourrait indépendamment de toute pustulation nous rendre compte de cette complication.

Broncho-pneumonie subaiguë. — Nous ne possédons qu'un exemple de broncho-pneumonie variolique passant à l'état subaigu (2). Dans ce cas, le parenchyme pulmonaire présentait des altérations remarquables ; et nous

(1) Obs. X.
(2) Obs. XXXVI.

ne croyons pouvoir mieux faire que de rapporter ici les résultats mêmes de l'autopsie.

« La surface du poumon droit est recouverte de « fausses membranes épaisses, qui tapissent toute sa « moitié inférieure, et relient, dans cette étendue, les « deux feuillets de la plèvre. Le lobe supérieur est « œdématié, crépitant et ne renferme pas de granulations « tuberculeuses. Le lobe moyen est, de même, vivement « congestionné. Mais le lobe inférieur est le siège de « lésions spéciales. Sa surface présente une coloration « noirâtre, et la palpation permet de constater que la « consistance du tissu pulmonaire à ce niveau est con- « sidérablement augmentée. Si l'on vient à pratiquer « une section du lobe altéré, le tissu résiste et se laisse « difficilement entamer. La surface de la coupe présente « une teinte rouge brun. Sur cette surface lisse, non « granuleuse, sèche, se montrent des petits orifices « assez régulièrement arrondis, disséminés, et que l'on « reconnaît aisément pour les bronches dilatées. Celles- « ci, au voisinage de la plèvre, conservent encore un « diamètre d'environ 4 mm., et sont oblitérées par un « bouchon de muco-pus adhérent. Outre cette dilatation « des petites bronches, il existe, dans ce lobe, trois « poches purulentes, échelonnées de haut en bas et « liées à une perte de substance du parenchyme pulmo- « naire. Les deux supérieures, plus volumineuses, « atteignent les dimensions d'une noix; l'inférieure, « moins considérable, présente celles d'une noisette. « Celle-ci ne constitue pas, à proprement parler, une « cavité; elle est formée par une sorte de tissu feutré, « revêtant une disposition réticulaire, très visible sous « l'eau : on dirait d'une éponge à travées excessivement « délicates et imprégnées d'un liquide purulent. Ces

« travées ne sont autres que le squelette conjonctif des « acini détruits par la suppuration. Les excavations « supérieures sont à demi vides de pus; leurs parois « déchiquetées, tomenteuses, présentent des filaments « adhérents par une de leurs extrémités, et que l'on « voit flotter sous l'eau. Les bronches, qui viennent « s'ouvrir dans ces divers foyers, sont dilatées et « présentent une coloration violacée.

« Dans le poumon gauche, le lobe supérieur est « œdématié, et offre, à la coupe, une teinte rouge brun « uniforme; son tissu crépite mal, cependant il surnage. « Le sommet est absolument indemne de granulations « tuberculeuses. Le lobe inférieur présente à sa surface « des fausses membranes résistantes; sa consistance se « rapproche de celle de l'induration pulmonaire. Le « tissu sectionné, offre une coloration brunâtre, marbrée; « la surface de coupe est lisse et montre encore ici des « orifices nombreux, correspondant aux bronchioles « dilatées. Celles-ci renferment un pus verdâtre, épais. « Le tissu ne crépite plus et gagne en bloc le fond de « l'eau.

« Les ganglions bronchiques, surtout ceux du côté « droit, sont notablement augmentés de volume; mais « ils ne présentent aucun point de suppuration, ni de « caséification. »

Dans cette observation, la mort est survenue le cinquante-deuxième jour après le début des accidents pulmonaires. Le microscope démontre, dans ces cas de broncho-pneumonies subaiguës, les lésions de la pneumonie épithéliale avec dilatation des bronches et infiltration par des éléments embryonnaires du tissu conjonctif intra et périlobulaire (1). Les excavations, dues à une

(1) Joffroy, Th. d'agrég., 1880.

fonte du parenchyme pulmonaire, rencontrées dans le cas particulier que nous venons de rapporter, ne sont pas communes dans cette variété d'inflammation pulmonaire; elles succèdent à des noyaux de broncho-pneumonie, au niveau desquels le processus inflammatoire a revêtu une marche plus aiguë.

Pneumonie lobaire. — Pour terminer ce chapitre, il nous reste à examiner un point qui intéresse directement notre sujet. La pneumonie lobaire aiguë existe-t-elle comme complication de la variole?

Andral, dans sa *Clinique* (1), rapporte deux observations de pneumonies survenant au cours de la variole.

Cot, dans sa thèse, publie plusieurs observations analogues.

Suivant MM. d'Espine et Picot (2), la pneumonie lobaire est plus fréquente dans la variole que dans les autres fièvres éruptives.

« La pneumonie lobaire, disent MM. Rilliet et Barthez (3), se développe de préférence pendant la convalescence de la variole », à l'inverse de la broncho-pneumonie, qui se développe plutôt au cours même de la fièvre éruptive.

Quant à nous, nous avons recherché avec persévérance cette lésion et jamais nous ne l'avons rencontrée. Que penser, dès lors, des assertions contraires qui ont été émises?

(1) Andral, *Cliniq. médic.*

(2) D'Espine et Picot, *Traité des maladies de l'enfance*, p. 66.

(3) Barthez et Rilliet, *Maladies des enfants*, t. III, p. 52.

Sans vouloir affirmer que la pneumonie lobaire ne puisse venir compliquer la variole, nous croyons que cette lésion doit être, pour le moins, excessivement rare.

Nous exceptons toutefois les inflammations pulmonaires de la convalescence de la variole, qui s'éloignent un peu de celles que nous étudions ici.

Si, d'ailleurs, nous analysons la plupart des observations publiées sous le diagnostic de pneumonie varioliques, nous sommes loin de leur trouver toutes les garanties désirables. Dans plusieurs d'entre elles, on mentionne le caractère de bilatéralité de la lésion; d'autre part, elles ne sont accompagnées d'aucun examen cadavérique, ou bien l'on s'est borné à constater, sur le cadavre, l'extension de l'inflammation à la totalité d'un lobe. Or, nous savons que la spléno-pneumonie peut envahir la plus grande étendue d'un lobe et même l'envahir tout entier; il en est encore ainsi de la broncho-pneumonie à noyaux confluents. Dans ce dernier cas, l'examen microscopique lui-même n'est pas de trop pour établir le diagnostic anatomique d'une façon certaine. Il n'y a que depuis ces dernières années que ces formes ont été nettement séparées de la pneumonie franche, surtout depuis les travaux de MM. Charcot (1), Cadet de Gassicourt (2) et Joffroy (3).

Pour toutes ces raisons, nous croyons que la plupart des inflammations pulmonaires, survenant au cours de la variole, et rattachées autrefois à la pneumonie lobaire, doivent en être distraites pour entrer dans le cadre des

(1) Charcot, *Leçons professées à la Faculté de médecine*, 1877-1878, rec. par le Dr Balzer, *Revue mensuelle*, 1878.

(2) Cadet de Gassicourt, *Traité clinique des maladies de l'enfance*, Paris 1880.

(3) Joffroy, Th. cit.

broncho-pneumonies. D'une façon générale, les pneumonies secondaires sont des broncho-pneumonies (1), il en est ainsi de la rougeole, de la fièvre typhoïde (2); il n'en est pas autrement de la variole.

---

(1) Vulpian, Th. d'agrég., 1860.

(2) Guillermet, *Étude sur les complications pulmonaires de la fièvre typhoïde*, Th. de Paris, 1878.

CHAPITRE II

PHYSIOLOGIE PATHOLOGIQUE

Dans ce chapitre, nous chercherons à interpréter la nature des lésions que nous venons de passer en revue; nous étudierons leur mode de développement et les causes qui semblent devoir contribuer à leur production.

La bronchite variolique nous occupera d'abord. Dans la description anatomique, nous avons admis deux variétés : dans la première, à l'élément congestif, se joint la pustule, nous l'avons appelée bronchite pustuleuse; dans la seconde, la congestion inflammatoire des bronches existe seule, c'est la bronchite simple, sans pustules.

Nous n'avons pas à nous arrêter sur la pustulation des bronches. L'éruption se développe à la surface de la muqueuse respiratoire, comme elle se développe à la surface du voile palatin, de la muqueuse de l'arrière-gorge. Mais nous devons insister sur la congestion inflammatoire des bronches.

Qu'il s'agisse bien ici d'une inflammation, le fait n'est pas douteux; les altérations de la muqueuse, démontrées par l'examen histologique, suffiraient seules à le prouver, si la broncho-pneumonie, dont elles s'accompagnent si fréquemment, ne venait encore corroborer cette opinion.

Cette inflammation des bronches ne relève pas de l'éruption interne, nous l'avons vu pour la bronchite sans pustules. Quand elle coexiste avec une pustulation des bronches, on serait tenté de n'y voir qu'une extension de la congestion, qui se développe autour des pustules des muqueuses, comme au niveau de celles de la peau. Dans cette hypothèse, la vascularité de la muqueuse respiratoire, plus grande que celle de la peau, expliquerait pourquoi la congestion péri-pustuleuse, au lieu de rester limitée comme à la surface cutanée, se propagerait au-delà du siège des pustules. Mais nous avons vu un fait qui vient à l'encontre de cette interprétation (1); dans ce cas, les pustules de la trachée, entourées d'une aréole inflammatoire circonscrite, étaient séparées entre elles par des intervalles de muqueuse saine.

Selon nous, dans la bronchite pustuleuse, la pustule ne serait qu'un élément surajouté à la congestion, et capable seulement de favoriser son développement.

D'autre part, cette inflammation des bronches peut exister sans que la muqueuse laryngo-trachéale soit elle-même enflammée. En plusieurs circonstances (2), nous avons rencontré cette muqueuse présentant son aspect à peu près normal ou même tout à fait sain, alors que les bronches étaient le siège d'une injection des plus vives. Il semble qu'il s'agit, dans ces cas, d'une inflammation développée *in situ*, et frappant d'emblée les bronches de gros et moyen calibre.

(1) Obs. IV.
(2) Obs. nos I, II, IV, VIII, XXIV......

A voir la constance de ces altérations congestives, à des degrés variables d'intensité, mais ordinairement très accusées, même à l'autopsie de sujets dont l'éruption cutanée avait été moyennement abondante, nous en étions venu à nous demander si cette inflammation des bronches ne ferait pas partie intégrante de la variole, au même titre que la bronchite morbilleuse appartient à la rougeole. Si l'examen cadavérique nous faisait toujours constater ces lésions, rien, d'ailleurs, ne nous autorisait à conclure à leur présence dans les varioles légères et qui ne présentent de gravité à aucun moment de leur évolution. La clinique ne pouvait contribuer beaucoup à nous éclairer sur ce point, car, en raison de la pauvreté des sécrétions dont s'accompagnent ces altérations congestives, l'absence des signes sthétoscopiques ordinaires de la bronchite ne nous permettait pas d'affirmer l'absence de celle-ci. Mais l'autopsie d'un enfant, âgé de six mois, qui mourut au septième jour de l'éruption d'une variole cohérente, et dont nous avons déjà parlé, nous a montré la muqueuse des voies respiratoires, indemne de toute altération soit pustuleuse, soit congestive. Ces lésions congestives peuvent donc manquer, même au cas d'éruption cutanée abondante; elles sont donc plutôt une complication de la variole qu'un exanthème spécifique, analogue à l'angine scarlatineuse, par exemple (1). Mais nous les avons toujours rencontrées dans les nombreuses autopsies d'adultes que nous avons faites; peut-être, chez les enfants, sont-elles moins fréquentes. En tout cas, c'est là un point qui nécessite de nouvelles recherches.

Quant aux lésions broncho-pneumoniques, dans la variole, comme dans la rougeole, la diphthérie, elles

(1) Joffroy, *in Archives de physiologie*, n° 4, 1880, p. 627.

sont subordonnées à l'inflammation des bronches. Sans bronchite, il n'y a pas de broncho-pneumonie. L'inflammation des bronches se montre d'abord; celle du parenchyme pulmonaire est consécutive. Au niveau des foyers de broncho-pneumonie, nous avons toujours rencontré les bronches capillaires enflammées et la congestion pouvait être suivie par toute l'étendue des divisions bronchiques correspondant aux tissus pneumonisés. Il s'agit là d'une propagation de proche en proche de l'inflammation qui, partie des grosses bronches, se transmet jusqu'aux bronchioles lobulaires.

Le fait de l'apparition de la broncho-pneumonie au niveau du hile pulmonaire, trouve son explication dans la brièveté des rameaux bronchiques en ce point, le trajet que doit parcourir l'inflammation pour arriver aux lobules étant moins étendu.

D'autre part, la bronchite s'étend plus volontiers vers les parties inférieures en raison de la déclivité; ce fait nous rend compte de l'intégrité habituelle des lobes supérieurs, alors que les lobes inférieurs sont fréquemment envahis par le processus broncho-pneumonique.

Relativement à la splénisation, si elle se produit généralement par le mécanisme de l'obstruction bronchique, ainsi que cela a été avancé par M. Charcot (1), et démontré expérimentalement par M. Joffroy (2), on ne peut invoquer ce mécanisme pour expliquer son développement dans la variole. Ici les bronches extralobulaires, correspondant aux foyers de splénisation, ne sont pas oblitérées. Ce qui prouve, comme nous le faisait observer M. Joffroy (com. orale), que si l'oblitération des bronches suffit pour produire la splénisation, celle-ci

(1) Charcot, *loc. cit.*
(2) Joffroy, Th. cit.

peut se développer indépendamment de l'obstruction bronchique. L'inflammation des alvéoles relèverait cependant de la bronchite, dont elle semble n'être ici que la continuation jusque dans les acini.

Causes. — A quelles causes pouvons-nous attribuer cette fréquence des accidents broncho-pneumoniques observés au cours de la variole? C'est là une question intéressante et qui a été peu étudiée.

M. Vulpian (1), dans un chapitre de sa thèse, où l'auteur s'occupe de la pathogénie des inflammations secondaires du poumon, considère l'hyposthénie comme une prédisposition évidente à l'invasion de ces phlegmasies. « En outre, dit M. Vulpian, les maladies aiguës fébriles s'accompagnent d'ordinaire, dès leur début, d'une congestion pulmonaire plus ou moins prononcée, ce qui constitue certainement une prédisposition aux phlegmasies. »

Col (2) recherche les causes de ces accidents pulmonaires dans la variole; mais il ne résout pas la question et se contente de citer l'opinion de Grisolle qui dit « que tout état morbide, dans lequel existe un grand état de faiblesse et un état fébrile, prédispose aux pneumonies secondaires. »

On serait assez tenté, au premier abord, de voir dans ces inflammations pulmonaires qui surgissent au cours de la variole, quelque chose d'analogue à ce qui se passe dans le poumon au cas de brûlures étendues du tégument cutané. Ruaux (3) regarde, d'après M. Brouardel, les varioleux comme des brûlés, et voit une preuve à

(1) Vulpian, Th. d'agrég.
(2) Col, Th. cit.
(3) Ruaux, Th. de Paris. 1870, *Considérations sur la varioloïde et sur diverses formes hémorrhagiques de la variole.*

l'appui de cette opinion dans les congestions de l'intestin, que l'on rencontre quelquefois après la variole.

Il est vrai que, dans la variole, comme au cas de brûlures étendues, une grande surface de la peau est perdue pour l'hématose, et, dès lors, on pourrait rattacher à cette même cause les inflammations pulmonaires rencontrées dans ces circonstances. Mais ici, il n'y a qu'une analogie; et, au fond, les conditions sont différentes.

Dans la brûlure, il faut tenir compte de deux éléments : d'abord, de la brusquerie de la suppression de la surface cutanée, ensuite de l'élément douleur, qu'il faut prendre en sérieuse considération. Cette excitation nerveuse si vive, ressentie par les filets nerveux cutanés et transmise à la moelle, ne doit pas être étrangère à la production des inflammations viscérales, auxquelles succombent si rapidement les malades. L'intervention de l'acte réflexe s'ajoute ici au fait de la réduction de la surface cutanée, et ces deux facteurs contribuent simultanément à la genèse des accidents pulmonaires.

Dans la variole, l'éruption se fait progressivement; la diminution de l'hématose cutanée ne présente pas ce caractère d'instantanéité qui est propre à la brûlure. En outre, la douleur manque presque totalement pendant une grande partie de l'évolution de l'exanthème variolique.

Si la cause des accidents pulmonaires était la même, et dans la brûlure étendue et dans la variole, c'est-à-dire la perte d'une plus ou moins grande partie de la surface cutanée pour l'hématose, on observerait bien plus souvent encore les complications broncho-pneumoniques dans la variole. Qu'une brûlure vienne à envahir le tiers de la surface cutanée, et les complications pulmonaires éclateront presque fatalement; or, bien souvent dans la variole, une plus grande étendue de la peau est recouverte par l'éruption, et cependant, dans ces circonstances, nous voyons des malades mourir sans présenter d'accidents broncho-pneumoniques étendus. La pathogénie diffère donc dans les deux cas que nous envisageons.

Ce n'est pas que nous considérons l'éruption cutanée comme absolument étrangère à la genèse de ces complications dans la variole; nous admettons, au contraire, qu'il faut en tenir grand compte. Outre la réduction de l'hématose cutanée qui en résulte, cet état de la peau, parfois recouverte de pustules ulcérées, sanieuses, exposant le malade à tous les dangers de la résorption putride, ne peut que contribuer à affaiblir l'organisme, et à en faire un terrain éminemment favorable au développement des complications viscérales, si fréquemment observées au cours de la variole.

Nous nous refusons d'une manière plus absolue à rattacher ces accidents pulmonaires à l'albuminurie, que l'on rencontre souvent à une certaine période de l'évolution variolique. Rayer, comme on sait, a signalé la fréquence des inflammations pulmonaires chez les sujets albuminuriques. Mais il s'en faut de beaucoup que la présence de l'albumine dans les urines soit notée dans tous les cas de variole où apparaissent des complications phlegmasiques du côté des poumons. Bien souvent, nous avons pu constater alors l'absence de l'albuminurie, ou bien celle-ci était à peine marquée. D'autre part, avec une albuminurie abondante et persistante, nous avons vu les lésions pulmonaires faire absolument défaut. L'albuminurie dans la variole n'est qu'un indice de la gravité des désordres survenus dans les fonctions organiques, et ne saurait être considérée comme génératrice de la broncho-pneumonie. Ces deux accidents nous paraissent complètement indépendants l'un de l'autre.

La théorie des inflammations passives n'est guère plus applicable. Dans l'immense majorité des cas, comme nous l'avons dit, l'inflammation débute vers la partie moyenne du poumon, au niveau du hile pulmonaire. Vialis (1) avait déjà constaté ce fait. Les bases pulmonaires sont le plus souvent épargnées. Or, les pneumonies hypostatiques occupent surtout la base des poumons.

S'il nous fallait résumer la question, nous dirions que la pathogénie des accidents broncho-pneumoniques de la variole est complexe. Selon nous, la cause de ces complications n'est pas unique ; mais elles paraissent être amenées par un ensemble d'influences morbides, telles que l'état fébrile, l'éruption cutanée, la malignité de l'affection primitive, qui toutes concourent à produire une modification générale de la crase sanguine, sous l'empire de laquelle se produisent les lésions pulmonaires.

Nous avons cependant certaines réserves à faire pour la bronchite capillaire. Nous avons déjà dit, à propos de cette complication de la variole, qu'il ne nous paraissait pas nécessaire d'invoquer une généralisation de l'éruption bronchique pour expliquer les accidents. Dans un des cas que nous avons observés, il n'existait pas de pustules dans les bronches, même dans les divisions de gros calibre, et nous avons cru pouvoir rattacher la bronchite capillaire à l'inflammation chronique préexistante des bronches, passée à l'état aigu sous l'influence de la variole et se généralisant.

La bronchite capillaire, complication rare de la

(1) Vialis, Th. cit.

variole dans les circonstances ordinaires, se montre plus particulièrement dans certaines épidémies. Nous croyons que la constitution médicale régnante influe certainement sur la production de cette manifestation, comme on l'observa, à Paris, dans l'épidémie de variole qui sévit en 1870-1871.

Dans la relation des épidémies de variole et de rougeole auxquelles il assista pendant le siège à l'Hôpital militaire de Bicêtre, M. Léon Colin (1) mentionne qu'un grand nombre de varioles (décembre, janvier, février) furent graves par leurs complications pulmonaires (laryngites, bronchites, bronchites capillaires surtout, pneumonies étendues). Suivant le professeur du Val-de-Grâce, ces complications avaient plus particulièrement pour causes et l'affaiblissement général des hommes vers la fin du siège, et la constitution catarrhale si grave qui régnait à cette époque.

Ce qui prouve, d'ailleurs, l'exactitude de l'opinion émise par M. Colin, c'est que, en l'absence d'une constitution catarrhale analogue à celle qu'il a observée, nous n'avons rencontré que tout à fait exceptionnellement la bronchite capillaire chez les nombreux malades atteints de variole, confiés à nos soins.

---

(1) Léon Colin, *Gazette hebdomadaire*, 1872.

CHAPITRE III

Moment d'apparition des accidents. — Nous ne possédons aucun élément qui puisse nous permettre de préciser l'époque à laquelle se développe la bronchite variolique. En ce qui concerne le moment d'apparition des pustules à la surface de la muqueuse des bronches, nous avons dit plus haut qu'il coïncidait probablement avec celui du développement de l'éruption cutanée, et que peut-être l'exanthème trachéo-bronchique devançait celui de la peau. Quant à la bronchite non pustuleuse, son début ne peut être fixé ; signaler l'inconstance des signes sthétoscopiques auxquels elle donne lieu, c'est dire que l'auscultation ne peut nous renseigner d'une façon certaine sur l'époque de son apparition.

La date de l'invasion des accidents broncho-pneumoniques est variable. Dans l'une des observations d'Andral, il est dit que la phlegmasie du poumon se montra dès la période d'invasion de la fièvre éruptive.

La période de suppuration, suivant Grisolle (1), est celle où l'on voit survenir le plus grand nombre de complications. Et ailleurs (2) le même auteur s'exprime en ces termes : « La période de dessiccation peut être entravée

(1) (2) Grisolle, *Traité de pathologie interne*, t. I, p. 97 et 98.

par des accidents plus ou moins graves..... ; d'autres sont emportés par une pneumonie intercurrente. »

M. Jaccoud (1) mentionne les inflammations pleuro-pulmonaires, que l'on peut observer à la fin de la période de suppuration dans la variole confluente.

Selon nous, les complications pulmonaires peuvent se déclarer aux diverses périodes de l'évolution variolique ; mais nous estimons que la précocité, signalée dans l'observation d'Andral, doit être tout à fait rare : C'est généralement plus tard qu'apparaissent les complications broncho-pneumoniques. Nous ne les avons jamais rencontrées avant le cinquième jour. Leur début est parfois difficile à préciser d'une façon certaine, en raison de l'obscurité que peuvent présenter les signes sthétoscopiques, surtout à cette période initiale. Cependant, même dans ces cas, si aux résultats vagues fournis par l'auscultation on joint les modifications survenues dans la sonorité thoracique et indiquées par la percussion, si l'on tient compte en même temps de la dyspnée et de l'aggravation des symptômes généraux, il sera le plus souvent possible de reconnaître l'invasion d'une phlegmasie pulmonaire. Ces réserves faites, l'analyse de vingt-huit de nos observations nous fournit les données suivantes, relativement au début des complications thoraciques : Celles-ci se sont montrées trois fois le cinquième jour ; huit fois, le sixième ; deux fois, le septième ; trois fois, le huitième ; cinq fois, le neuvième ; deux fois, le dixième ; quatre fois, le onzième ; une fois, le douzième jour. Il résulte de ces chiffres que l'invasion de la broncho-pneumonie se serait montrée un peu moins fréquemment avant le huitième jour qu'au cours de la période de suppuration. De ce que nous n'avons jamais vu la phlegmasie pulmonaire

(1) Jaccoud, *Traité de pathologie interne*, p. 673.

débuter plus tard que le douzième jour, nous nous garderions bien de vouloir assigner ce terme à l'apparition des complications pulmonaires; cependant, nous croyons, d'après notre observation, qu'elles deviennent plus rares après cette époque.

Symptomatologie. — La bronchite de la variole ne se révèle guère que par des signes cliniques peu nombreux. Le plus souvent, dans cette circonstance, le malade est oppressé; il existe de la toux, de l'expectoration; mais il est difficile de faire la part qui revient à l'inflammation des bronches dans la genèse de ces symptômes. En effet, en même temps que les bronches, l'arrière-gorge et le larynx sont ordinairement enflammés, et, dès lors, la dyspnée et la toux relèvent aussi bien du fait de cette pharyngo-laryngite concomitante. Il en est de même de l'expectoration, à laquelle vient encore s'ajouter la salivation produite par l'inflammation de la muqueuse buccale. Les seuls signes, que l'on puisse rapporter positivement à l'inflammation des bronches, sont les signes sthétoscopiques. Or, ceux-ci sont généralement peu marqués, vu la pauvreté des sécrétions particulières à cette inflammation, et sur laquelle nous avons déjà insisté.

L'auscultation, dans ces cas, fera le plus souvent découvrir l'existence de quelques rhonchus sonores ou de râles sibilants peu nombreux au niveau de la trachée et au voisinage de la racine des poumons en arrière. Quelquefois, il sera nécessaire d'un examen attentif et soutenu pour percevoir ces signes, qui sont fugaces, disparaissant à un moment pour revenir plus tard. L'auscultation ne nous permettait parfois d'entendre qu'une respiration un peu rude, au niveau de l'origine des bronches, alors que l'autopsie nous révélait bientôt après les lésions congestives les plus accusées de la muqueuse bronchique.

Les signes sthétoscopiques nous ont souvent paru plus marqués, quand les bronches étaient le siège d'une éruption pustuleuse.

Lorsque la variole se complique de broncho-pneumonie, le tableau symptomatique ne se présente pas toujours sous un aspect identique. Sous ce rapport, on peut diviser les lésions pulmonaires en deux catégories : tantôt elles se révèlent par des signes cliniques, que l'on ne peut méconnaître; tantôt leur symptomatologie est des plus obscures, et elles ne sont reconnues d'une façon certaine qu'à l'autopsie (1).

Dans cette dernière éventualité, il s'agit de varioles graves, dont la malignité se manifeste par quelque anomalie de l'éruption, accompagnée de symptômes généraux adynamiques. La broncho-pneumonie s'installe sourdement. Un collapsus plus profond, une dyspnée plus vive, quelques signes du côté de la poitrine consistant soit en une disparition du murmure vésiculaire au niveau des lobes inférieurs, associée à quelques râles sous-crépitants, soit en une respiration rude avec matité à la percussion : tels sont les seuls symptômes qui traduisent l'existence de la phlegmasie pulmonaire.

En dehors de ces cas de broncho-pneumonies latentes, la présence des complications thoraciques se révèle par deux ordres de signes : les uns sont fournis par les symptômes thoraciques et les modifications survenues dans la marche de l'éruption; les autres sont constitués par les symptômes généraux.

Le début de la broncho-pneumonie variolique est

(1) Obs. nos XIX, XX, XXI......

ordinairement insidieux, comme toutes les inflammations secondaires du poumon.

Le point de côté manque généralement : nous ne l'avons observé qu'une fois chez une malade atteinte de broncho-pneumonie bilatérale étendue, et dont l'inflammation pulmonaire s'accompagnait d'un léger épanchement pleural (Obs. XXXV). Dans d'autres cas, les malades ressentent dans la poitrine une sensation de gêne douloureuse, plutôt qu'un point de côté véritable (Obs. XXX, XXXI).

Mais l'attention est appelée vers les poumons par une oppression plus vive. La respiration, qui était déjà gênée par le fait de l'éruption pharyngo-laryngée, augmente de fréquence ; et les chiffres de 56, 60 respirations par minute sont parfois observés.

La toux et l'expectoration peuvent faire absolument défaut. Quand la toux existe, elle est peu fréquente. Les crachats, peu abondants au début de l'inflammation, sont muco-purulents, non aérés ; ils peuvent même présenter parfois une apparence fibrineuse (Obs. XXXV). Quelquefois ils sont striés de sang, et même sanglants, comme nous l'avons observé dans un cas de broncho-pneumonie, à noyaux hémorrhagiques (Obs. XVI).

L'auscultation, pratiquée dans ces circonstances, fait constater à l'origine une respiration sourde dans une étendue limitée de la poitrine, située en arrière, vers les parties moyenne et inférieure du poumon. On perçoit en même temps au niveau du hile pulmonaire quelques râles sibilants et muqueux, mêlés de râles sous-crépitants assez fins et peu abondants.

A un degré plus avancé on entendra un souffle, qui apparaît très généralement d'abord à droite et en arrière. Son caractère est d'être doux, mélangé de très peu de râles : on n'observe ici ni le râle crépitant de la pneumonie fibrineuse, ni le gargouillement de la broncho-pneumonie rubéolique. Ce silence est en rapport avec le peu de sécrétions, qui accompagne l'inflammation broncho-pulmonaire.

La percussion démontre en même temps les modifications survenues dans la sonorité thoracique, qui est remplacée successivement par de la submatité, puis par une matité véritable au niveau des régions soufflantes.

Les signes sthétoscopiques dont nous venons de parler, répondent à la forme clinique, que l'on observe le plus souvent ; ils caractérisent la spléno-pneumonie.

D'autres fois le souffle est plus rude, et s'entend par toute l'étendue des deux lobes inférieurs. Ce souffle se propage successivement de haut en bas, suivant la marche de l'hépatisation pulmonaire. Il s'agit dans ces cas de la broncho-pneumonie à forme pseudo-lobaire ou à noyaux confluents.

Dans la broncho-pneumonie à noyaux disséminés (Obs. XXVI, XXVII), les signes sthétoscopiques sont les mêmes que dans la spléno-pneumonie ; les râles et le souffle présentent parfois un caractère de diffusion et de distribution spéciales en rapport avec la dissémination de la lésion ; mais cette forme sera perçue rarement.

Dès l'apparition de la phlegmasie thoracique, l'éruption cutanée présente certaines modifications, qui, à elles seules, suffisent souvent pour donner l'éveil sur la possibilité d'une complication viscérale. « La phlegmasie pulmonaire, dit Cot (1), exerce une action dérivatrice puissante, sous l'influence de laquelle les boutons pâlissent, et présentent une teinte violacée, en même

(1) Cot, Th. cit.

temps qu'apparaissent les symptômes typhoïdes. » Si l'inflammation pulmonaire survient à la période de suppuration, les pustules s'affaissent, se creusent à leur centre; quelquefois elles deviennent hématiques.

En même temps, l'on note une exacerbation dans le mouvement fébrile. La température s'élève et atteint 40°, 40° 5 : nous avons même observé le chiffre de 41° 2. D'ordinaire, les symptômes généraux deviennent rapidement graves et revêtent un caractère adynamique,

Quelquefois la marche anormale de l'éruption, et les symptômes généraux graves précèdent l'invasion des accidents pulmonaires. Quand apparaît la broncho-pneumonie, révélée par les signes sthétoscopiques précédemment énumérés, celle-ci ne fait qu'ajouter son influence funeste à celle qu'exerçait déjà la fièvre éruptive.

Si les lésions broncho-pneumoniques revêtent les caractères de la bronchite capillaire, la symptomatologie présente un aspect spécial. Ce sont les symptômes asphyxiques qui dominent la scène (Obs. IX). L'exanthème s'affaisse; les conjonctives sont parfois injectées, larmoyantes; la muqueuse pituitaire est le siège d'un coryza violent; la voix est enrouée, rauque ; en même temps, le malade est pris d'une oppression vive, avec toux quinteuse et expectoration abondante. La poitrine est remplie de râles muqueux et sous-crépitants : on a devant soi le tableau clinique d'un catarrhe intense et généralisé. Plus tard, les mucosités, obstruant la trachée, donnent naissance à de gros râles trachéaux, qui s'entendent à distance.

Marche, terminaison. — La bronchite variolique, quand elle reste limitée aux grosses bronches, n'influe pas sur la marche de la variole; sa terminaison est subordonnée à celle de la fièvre éruptive.

Quand survient la broncho-pneumonie, il est des cas où la lésion pulmonaire est venue s'ajouter à une variole, qui était déjà grave par elle-même. Avant l'invasion de la phlegmasie pulmonaire, l'état général était mauvais, et l'évolution anormale de l'éruption devait faire craindre une issue fatale. La broncho-pneumonie, survenant dans ces circonstances, occupe le second plan (Obs. XIX, XX, XXI) : ce n'est pas elle qui tue le malade, mais la malignité de l'affection primitive. Que les complications pulmonaires intervinssent ou non, le malade était voué à une mort presque certaine ; et la survenue de la lésion pulmonaire n'a fait que hâter le dénouement, en plongeant le malade dans un collapsus plus profond, et promptement mortel.

D'autres fois, la phlegmasie du poumon a une existence plus autonome, si nous pouvons ainsi dire, et agit réellement à titre de complication (Obs. XVIII, XXVII, XXX). Dans ces cas, la variole évoluait normalement, lorsque la broncho-pneumonie apparaissant imprime à la maladie un autre caractère. Tantôt, l'inflammation pulmonaire retentit fâcheusement sur l'éruption cutanée, qui s'arrête dans son évolution et s'affaisse. « Les pustules rentrent dans la peau, et rien ne saurait les relever », suivant l'expression de Sydenham. Les symptômes généraux s'aggravent rapidement, et le malade meurt dans le collapsus deux ou trois jours après l'invasion de la broncho-pneumonie. Cette terminaison est malheureusement la plus fréquente.

Tantôt, l'organisme résiste ; et suivant nous, c'est surtout lorsque l'éruption est arrivée à un degré assez avancé, à la période de suppuration, par exemple, ou mieux encore à la période de dessiccation, que l'on peut observer ce mode d'évolution de la complication pulmonaire. Dans ces cas, la gravité des symptômes généraux revêt parfois une grande intensité, et cependant la terminaison funeste peut être évitée, ou du moins retardée. Nous rapportons plus bas quatre observations de broncho-pneumonies varioliques, terminées par la guérison. Dans l'une d'elles (Obs. XXXII), où il s'agit d'une broncho-pneumonie bilatérale observée à la fin de la période de suppuration, la guérison survint, après un état désespéré, le vingtième jour à dater de l'invasion de la phlegmasie pulmonaire. Chez deux autres de ces malades (Obs. XXXIII, XXXV) les complications apparurent le neuvième et le dixième jour; les accidents persistèrent longtemps, et la résolution fut des plus lentes à obtenir. Dans l'observation XXXIV, la phlegmasie thoracique débuta le septième jour, mais elle resta limitée; l'exanthème parut suivre son cours à peu près régulier; l'état général se maintint assez satisfaisant, et le malade guérit.

Enfin la broncho-pneumonie peut passer à l'état subaigu. Nous en avons observé un cas (Obs. XXXVI), où l'inflammation pulmonaire se montra le dixième jour.

Chez cette malade, le souffle s'entendait dans la moitié inférieure des deux poumons, entremêlé de râles nombreux, qui donnaient lieu à un véritable gargouillement. La fièvre persistait avec exacerbations vespérales. La malade, minée par le mouvement fébrile continu, épuisée par une expectoration abondante, succomba dans le marasme cinquante-deux jours après l'apparition de la broncho-pneumonie.

La broncho-pneumonie subaiguë, survenant à la suite de la variole, n'a pas cependant toujours une issue fatale. MM. Rilliet et Barthez (1) rapportent un exemple de cette complication, chez une jeune fille de huit ans. Dans ce cas, la lésion occupait le lobe moyen droit et les parties correspondantes du poumon gauche. Les accidents persistèrent pendant trois mois; la jeune malade, réputée poitrinaire, guérit au bout de ce temps.

Dans la bronchite capillaire, le malade asphyxie; étouffé par la sécrétion exagérée, qui remplit ses bronches, il meurt en deux ou trois jours, tout comme dans la bronchite capillaire primitive.

Diagnostic. — La bronchite variolique se reconnaîtra aux signes sthétoscopiques que nous avons mentionnés précédemment. Nous rappellerons qu'ils sont souvent peu accusés, et que même leur absence ne permettra pas de conclure certainement à l'intégrité de la muqueuse bronchique.

Le diagnostic des complications pulmonaires est souvent difficile, surtout dans les cas où les lésions occupant la profondeur des poumons et ne présentant qu'une faible étendue, appartiennent à proprement parler au groupe des pneumonies latentes. Cependant un examen attentif de la poitrine permettra souvent de soupçonner tout au moins l'inflammation pulmonaire, même lorsque celle-ci occupera une étendue restreinte du poumon. Dans ces cas (Obs. XIX, XX, XXI), la lésion se traduit ordinairement par quelques râles fins disséminés dans la région du hile pulmonaire; le murmure vésiculaire a disparu pour faire place à une respiration silencieuse ou légèrement soufflante; et la percussion révèle une diminution plus ou moins notable de la sonorité thoracique.

En dehors de ces circonstances, le diagnostic sera plus

(1) Rilliet et Barthez, *Maladies des enfants*, t. III, p. 51.

aisé; mais nous insistons sur ce point, que la broncho-pneumonie doit être recherchée ; elle ne s'impose pas au diagnostic. Lorsqu'apparaissent des anomalies dans l'évolution de l'exanthème, lorsque les pustules s'affaissent où que l'éruption est irrégulière dès le début, il faut songer à la possibilité de quelque complication thoracique et ausculter le malade, surtout s'il existe des symptômes dyspnéiques. Cette dyspnée ne se rapporte pas toujours à une inflammation pulmonaire; elle peut reconnaître pour causes le mouvement fébrile, l'éruption laryngée ou relever de l'altération du sang. Toutefois, l'examen du thorax est indiqué chaque fois que le malade présente une respiration anormalement accélérée.

C'est sur le poumon droit qu'on devra porter d'abord son investigation, car, dans l'immense majorité des cas, la lésion se montre d'abord de ce côté. Alors, au cas de complication pulmonaire, l'auscultation révèlera un souffle doux, entremêlé de râles peu nombreux, localisé d'abord au niveau de la partie moyenne des poumons, au voisinage de la gouttière costo-vertébrale et s'étendant ensuite vers la base. La perception du souffle par toute l'étendue d'un lobe pulmonaire ne sera pas un caractère suffisant pour établir qu'il s'agit là d'une pneumonie lobaire. Dans les cas où le souffle présentait le plus nettement ce caractère de généralisation, nous avons reconnu à l'autopsie d'une façon positive que nous avions affaire à une broncho-pneumonie à forme spléno-pneumonique ou à noyaux confluents. En outre, le souffle est généralement doux, intermédiaire entre le souffle pleurétique et le souffle de la pneumonie franche. D'ailleurs, la marche ultérieure de l'inflammation, quand celle-ci a le temps d'évoluer, viendra démontrer sa nature lobulaire.

Le caractère anatomique exact de la broncho-pneumonie à noyaux disséminés échappera le plus souvent au diagnostic : cependant, l'exacerbation fébrile, la dyspnée, l'aggravation des symptômes généraux jointes aux modifications locales survenues du côté de la poitrine, permettront généralement de reconnaître l'existence d'une inflammation broncho-pulmonaire.

La bronchite capillaire se diagnostiquera à ses signes particuliers, sur lesquels nous nous sommes arrêté dans la description symptomatique.

Quant à la broncho-pneumonie subaiguë, elle se caractérise par la longue durée des accidents. Le mouvement fébrile persiste après la guérison de la manifestation exanthématique et revêt le type rémittent; de même les signes sthétoscopiques, au lieu de s'amender, persistent ou s'accentuent davantage. Dans notre observation (XXXVI), le souffle présentait un timbre caverneux. L'expectoration est purulente; il y a épuisement progressif des forces du malade. En face de ces symptômes, on conçoit que la confusion avec la phthisie pulmonaire à marche subaiguë doive être facile; les antécédents du malade, la prédominance des lésions vers les bases des poumons pourront jusqu'à un certain point faire éviter l'erreur; mais souvent aussi le diagnostic certain ne pourra se baser que sur l'examen cadavérique.

Pronostic. — Le pronostic de la bronchite variolique n'est pas grave, autant que l'inflammation reste limitée aux bronches de gros et moyen calibre; mais elle peut s'étendre et gagner les bronchioles lobulaires.

On peut juger de la gravité des inflammations du parenchyme pulmonaire dans la variole par ce que nous avons dit de leur terminaison. Serres considère ces complications comme d'autant plus graves qu'elles surviennent à une période plus avancée de la maladie.

Cot (1) regarde la pneumonie comme une complication rare, mais redoutable de la variole : elle est d'autant plus grave, dit-il, que l'éruption est plus confluente et qu'elle est arrivée à une période plus avancée.

De son côté, Grisolle (2) rapporte qu'il a observé quatre pneumonies chez des varioleux; ses quatre malades sont morts.

« Chez les varioleux, dit M. Vulpian (3), la pneumonie et la broncho-pneumonie sont des complications, le plus souvent sans gravité, surtout lorsqu'elles se montrent lors de la convalescence. Il n'en est pas tout à fait de même de celles qui paraissent au début; mais alors il faut remarquer qu'elles accompagnent des varioles déjà graves par elles-mêmes. (Rilliet et Barthez.) »

Pour Vialis (4), la pneumonie lobulaire, l'hypérémie, les noyaux apoplectiques et d'infiltration sanguine sont une manifestation de la variole qui ne pardonne jamais.

Si nous jugeons la question d'après les faits qu'il nous a été donné d'observer, nous dirons que le pronostic des inflammations pulmonaires au cours de la variole est grave. Nous considérons comme tout à fait exceptionnelle l'observation publiée par Andral, où il s'agit d'une pneumonie survenant au début d'une variole et rétrocédant à mesure que l'éruption apparaît. Bien souvent, lorsque ces complications se montrent, elles accompagnent une variole maligne, et, à ce seul titre, leur apparition doit être considérée comme des plus fâcheuses. Dans ces cas, ainsi que nous nous en sommes déjà expli-

(1) Cot, Th. cit.
(2) Grisolle, *Traité de la pneumonie*, p. 151.
(3) Vulpian, *Des pneumonies secondaires*, Th. d'agrég., 1860.
(4) Vialis, Th. cit.

qué, ce n'est pas la lésion pulmonaire qui emporte le malade; mais elle indique au moins la gravité de la fièvre éruptive, au cours de laquelle elle survient.

Ces restrictions faites, la gravité des complications pulmonaires nous a semblé en raison directe de la précocité de leur invasion. Pour les broncho-pneumonies qui surviennent avant la période de suppuration, nous croyons que l'opinion précitée de Vialis n'est que faiblement exagérée. Lorsque ces inflammations apparaissent plus tardivement, au cours de la période de suppuration, par exemple, ou à la période de dessiccation, nous croyons le pronostic un peu moins sombre, pour ces dernières surtout. En effet, dans ces cas de broncho-pneumonies tardives qui surviennent à la période de dessiccation, on peut considérer la variole comme guérie, et, ainsi que le fait observer Cot, il ne reste plus qu'un terrain mauvais pour l'évolution de tout travail pathologique.

« La broncho-pneumonie variolique guérit facilement, disent MM. Rilliet et Barthez (1), lorsqu'elle survient à la fin de la variole normale. »

Nos chiffres viennent d'ailleurs à l'appui de ce que nous avons dit de la gravité de la broncho-pneumonie dans la variole : sur les trente cas de broncho-pneumonie que nous relatons, la guérison n'a été obtenue que dans quatre d'entre eux. Ces inflammations pulmonaires, terminées heureusement, se sont manifestées trois fois au cours ou à la fin de la période de suppuration, une fois le septième jour de la fièvre éruptive.

Traitement. — La bronchite variolique ne réclame aucune indication spéciale et nous avons malheureusement peu de choses à dire du traitement de la broncho-

(1) Barthez et Rilliet, *Maladies de l'enfance*, t. III, p. 52.

pneumonie dans la variole. La thérapeutique est trop souvent impuissante à prévenir ou à combattre cette grave complication.

Le refroidissement, pouvant agir à titre de cause occasionnelle, doit être évité; mais il est bien entendu qu'avec Sydenham, Trousseau et tous les cliniciens modernes, nous sommes convaincu de la nécessité d'une aération convenable pour les varioleux.

Lorsque les accidents pulmonaires se sont manifestés, tout traitement spoliateur doit être laissé de côté, comme il est de règle pour les inflammations secondaires du poumon. Le seul traitement rationnel consiste dans l'administration à haute dose des toniques (alcool, quinquina). L'acétate d'ammoniaque pourrait peut-être rendre quelque service, en favorisant la fluxion cutanée et en venant ainsi en aide à l'évolution de l'exanthème : c'est un agent auquel on peut recourir.

Quant au traitement des accidents broncho-pneumoniques survenant pendant la période de dessiccation, il sera encore basé principalement sur les toniques, en raison de l'état de débilité que la fièvre éruptive amène ordinairement chez le malade.

Si les accidents pulmonaires persistent, après la guérison complète de l'exanthème, la révulsion thoracique, pratiquée au moyen de vésicatoires volants, pourra hâter la résolution traînante de la phlegmasie des poumons.

Les expectorants, les sulfureux, les balsamiques compléteront le traitement de la broncho-pneumonie subaiguë.

CHAPITRE IV

DES RAPPORTS DE LA VARIOLE AVEC LA TUBERCULOSE PULMONAIRE

Il est un autre point qui n'a que rarement appelé l'attention des observateurs et qui touche également à la question des accidents pulmonaires de la variole : nous voulons parler des rapports de cette fièvre éruptive avec la tuberculose des poumons.

Cette étude a été souvent abordée pour une autre fièvre éruptive, la rougeole, que quelques auteurs considèrent encore aujourd'hui comme pouvant engendrer la tuberculose pulmonaire.

Il est certain qu'on peut voir la phthisie granuleuse aiguë éclater après la fièvre morbilleuse. Mais le fait, sur lequel se basent les auteurs pour reconnaître à la rougeole une vertu phthisiogène, est l'observation fréquente de la broncho-pneumonie caséeuse à la suite de cette affection. Voici comment les choses se passeraient, d'après eux : au début, les lésions pulmonaires consistent en une broncho-pneumonie d'ordre purement inflammatoire; celle-ci passe à l'état chronique, et la caséification des poumons survient ensuite.

Cette manière de voir a été combattue dans ces derniers temps. Que les accidents broncho-pneumoniques tuberculeux soient fréquents à la suite de la rougeole : rien n'est mieux démontré. Mais les travaux les plus récents tendent à prouver que la broncho-pneumonie, inflammatoire simple à son origine, reste telle pendant tout le cours de son évolution, que les lésions revêtent le type aigu ou passent à la chronicité, tandis que, de son côté, la broncho-pneumonie caséeuse présenterait d'emblée le caractère tuberculeux. Cette opinion a été soutenue entre autres par M. Charcot dans ses leçons professées à l'École de médecine (1877), et par M. Joffroy, dans sa thèse d'agrégation.

De sorte qu'à la suite de la rougeole, on verrait se produire deux sortes d'accidents pulmonaires : 1° de la broncho-pneumonie complètement indépendante de la tuberculose; 2° de la tuberculose, avec cette disposition en foyers, rappelant la broncho-pneumonie.

Ces faits seraient de nature à nous faire croire que la rougeole ne fait pas la tuberculose, comme on le dit souvent, mais qu'elle l'active simplement lorsqu'elle existait déjà, ou la rend manifeste lorsqu'elle est latente.

Il était important de préciser ce point avant d'aborder la question des rapports de la variole et de la tuberculose pulmonaire.

Par une singulière antithèse, tandis que les auteurs accordaient à la rougeole une influence génératrice à l'égard du processus tuberculeux, certains médecins allaient jusqu'à doter la variole de propriétés curatives du tubercule pulmonaire.

Déjà, nous voyons Mead (1) proclamer la vertu salu-

(1) Mead, *Opinion rapportée in Journal de médec. chirurg. et pharm.*, 1792, t. XCXI, p. 110.

taire exercée par la variole sur la scrofule : « Quelque « terrible que soit cette fièvre éruptive, dit l'auteur, si le « sang se trouve vicié, et qu'une lymphe trop visqueuse « ait produit quelque tumeur dans les glandes, la variole « digère les humeurs en les dépurant et communique « au corps une meilleure santé pour le reste de la « vie. »

D'autres médecins admettent une sorte d'antagonisme entre la variole et la tuberculose, et vont jusqu'à penser que l'éclosion de la variole dans le cours de la phthisie pulmonaire ne peut être qu'un bien pour le tuberculeux. — En 1832, Brachet (1) soutient cette opinion. Cet auteur rapporte le cas d'une jeune fille de quinze ans, arrivée au dernier degré de la tuberculose pulmonaire. Survient chez cette malade une variole confluente; non seulement la fièvre éruptive se termine heureusement, mais elle entraîne à sa suite la guérison de l'affection tuberculeuse, qui se traduisait, avant l'invasion de la variole, par les signes sthétoscopiques les plus évidents de cavernes pulmonaires étendues. Brachet admet ici une action spécifique exercée par la variole sur la tuberculose pulmonaire et conseille l'inoculation de la variole chez les tuberculeux, à l'effet de développer chez eux une variole, ou chez les sujets vaccinés une varioloïde, qui produirait les mêmes résultats.

Sans aller jusqu'à proposer ce moyen thérapeutique de la tuberculose pulmonaire, MM. Rilliet et Barthez (2), ayant fréquemment rencontré des tubercules à l'état crétacé chez les sujets emportés par la variole ou succombant quelques temps après la fièvre éruptive, en ont

(1) Brachet, *Gazette méd. de Paris*, 1833, *Compte rendu de la Clinique médicale de l'Hôtel-Dieu de Lyon.*

(2) Barthez et Rilliet, *Maladies des enfants.*

conclu que cette maladie tendait à guérir les tubercules en leur faisant subir la transformation calcaire.

Les faits que nous avons observés ne nous permettent pas malheureusement de nous associer à cette opinion. Si l'influence néfaste de la variole sur la tuberculose pulmonaire paraît moins évidente que celle de la rougeole, il y a loin de là à conclure à l'innocuité de l'affection variolique par rapport à la tuberculose, encore plus à son action salutaire.

Chez les nombreux varioleux qu'il nous a été donné d'observer, nous n'avons jamais vu l'inflammation des poumons revêtir un caractère tuberculeux, alors que les sujets étaient antérieurement indemnes du vice diathésique.

Dans deux circonstances, les accidents pulmonaires nous ont offert un ensemble symptomatique tel que nous hésitions pendant le cours de l'affection sur la véritable nature des lésions. Cliniquement, il n'existait aucun signe permettant d'admettre une broncho-pneumonie simple plutôt qu'une tuberculose pulmonaire. Les symptômes locaux et généraux étaient ceux de la phthisie à marche rapide. Mais, dans l'un des cas auxquels nous faisons allusion (Obs. XXXII), la guérison, avec disparition complète des signes stéthoscopiques anormaux, est venue nous démontrer la non spécificité de la phlegmasie pulmonaire. Dans l'autre (Obs. XXXVI), la broncho-pneumonie évoluait depuis près de deux mois, quand survint l'issue fatale. Dans ce cas, l'autopsie nous a permis de constater les lésions caractéristiques de la broncho-pneumonie subaiguë, et, quoique le parenchyme pulmonaire fût détruit par places et creusé de véritables cavernes, le tubercule, sous l'une quelconque de ses formes, faisait absolument défaut, d'après l'opinion de M. Joffroy, qui a examiné attentivement les poumons à ce point de vue, et qui doit publier ultérieurement ce fait important.

Si la variole est impuissante à créer la tuberculose, il nous a paru que ces deux affections, au cas où elles coexistent chez le même sujet, peuvent exercer l'une sur l'autre une influence réciproque.

Tantôt, la tuberculose réagit sur l'évolution de la fièvre éruptive et devient ainsi le point de départ des accidents les plus graves.

Notre excellent maître, M. Joffroy, nous a obligeamment communiqué quatre cas, qu'il a observés, et dans lesquels cette influence de la tuberculose nous a paru des plus manifestes.

Dans ces cas, il s'agit de varioles à éruption cohérente; jusque vers le onzième jour, la fièvre éruptive évolue normalement, et il n'existe aucun symptôme inquiétant qui puisse faire craindre l'issue funeste de la maladie. Cependant, au cours de la période de suppuration, l'affection revêt rapidement un caractère adynamique; les pustules restent stationnaires ou s'affaissent. Sauf quelques signes thoraciques peu importants en apparence, l'examen des organes internes ne révèle aucune altération qui puisse expliquer ces modifications graves survenues dans les allures de la fièvre éruptive. L'adynamie fait des progrès, sans que le chiffre thermique soit d'ailleurs anormalement élevé; et ces varioles, qui s'annonçaient sans aucune apparence de malignité, chez des sujets vaccinés, se terminent par le collapsus et la mort vers le seizième jour.

A l'autopsie, on trouve les poumons et leurs ganglions renfermant des foyers caséeux. Dans un cas, c'est le lobe inférieur droit qui présente une masse caséeuse enkystée du volume d'une grosse noisette, situé au niveau de sa partie moyenne : en même temps, les ganglions du hile sont infiltrés de matière tuberculeuse.

Chez deux autres malades, on rencontre la même altération du parenchyme pulmonaire : chez l'un la lésion consiste en trois ou quatre petits foyers de caséification, du volume d'un pois, entourés de quelques rares granulations tuberculeuses, et occupe le sommet du poumon droit; chez l'autre, il existe des petits noyaux caséeux, disséminés dans les deux poumons. Dans le quatrième cas, enfin, les ganglions du hile, correspondant au poumon droit, sont seuls trouvés dégénérés : ces ganglions sont volumineux; leur enveloppe fibreuse est notablement épaissie, et, à leur intérieur, on constate un magma caséeux, qui s'est substitué presque partout à la substance ganglionnaire normale. Chez ce sujet, malgré les recherches les plus minutieuses, on ne peut découvrir dans les poumons aucune altération de nature tuberculeuse.

Ne faut-il voir qu'une simple coïncidence dans l'existence de ces foyers caséeux et dans l'issue inopinément fatale de varioles, dont la guérison ne paraissait pas devoir être entravée? Nous ne le pensons pas. Ces lésions tuberculeuses, quoique circonscrites, et dont quelques-unes, de formation déjà ancienne, n'en dénotent pas moins l'état diathésique des sujets qui en sont porteurs.

Or, la diathèse tuberculeuse, quelque bénignes que puissent être ses manifestations locales, imprime à l'économie un cachet de faiblesse vitale, qui rend l'organisme inapte à résister aux grandes causes de débilitation morbide. C'est ce défaut de résistance que nous sommes entraîné à invoquer pour expliquer la mort dans les cas de variole que nous venons de rapporter.

En effet, nous voyons les symptômes généraux graves se déclarer au cours de la période de suppuration, sans qu'il existe nécessairement aucune complication viscérale; nous assistons à un état de collapsus progressif qui emporte le malade. Il semble, dans ces cas, que l'organisme affaibli soit impuissant à pourvoir aux frais de la suppuration, et qu'il succombe à l'épuisement qui résulte de cette dépense exagérée.

D'autres fois, la variole peut, chez les sujets tuberculeux, précipiter l'évolution phymique et imprimer une marche aiguë au processus tuberculeux. Cette éventualité, beaucoup plus rarement observée sans doute dans la variole que dans la rougeole, ne peut être discutée dans le fait suivant que nous avons recueilli.

Il a trait à un sujet tuberculeux, âgé de 28 ans, entré dans nos salles pour une variole à éruption discrète. Ce malade, depuis un an, a été atteint d'hémoptysies à diverses reprises; il tousse un peu d'habitude et rejette ordinairement dans la journée quelques crachats mucopurulents. Toutefois, sa santé générale, jusqu'au moment de l'invasion de la variole, est restée relativement bonne; le malade n'est pas notablement amaigri. A son entrée à l'hôpital, l'auscultation de la poitrine fait percevoir des signes non douteux d'induration dans les sommets des deux poumons avec commencement de ramollissement pulmonaire.

La période d'invasion de la variole se caractérisa par ses symptômes ordinaires; mais l'éruption présenta, dans ce cas, une évolution spéciale. La sortie de la manifestation exanthématique fut traînante, irrégulière; à la période papuleuse, succéda la période vésiculeuse. Mais les vésicules ne présentèrent qu'un développement peu marqué; après avoir persisté pendant environ 24 heures, elles s'affaissèrent peu à peu pour disparaître complètement vers le neuvième jour de la maladie. Dans ce cas, il n'y eut ni suppuration ni dessiccation, mais rétrocession de l'exanthème.

En même temps, le malade était pris, dès le quatrième jour de sa fièvre éruptive, d'une toux fréquente qui survécut à la disparition de l'exanthème. La fièvre persista, se maintenant aux chiffres de 39°, 39° 5'. Du côté de la poitrine, on assistait à une véritable fonte du parenchyme pulmonaire, se traduisant à l'auscultation, dès le vingt-cinquième jour, par des signes cavitaires évidents. L'expectoration, peu abondante au début, devint promptement purulente, nummulaire. L'amaigrissement faisait de rapides progrès, il existait des sueurs nocturnes abondantes. Cet état grave persista pendant six semaines, au bout desquelles le malade voulut quitter l'hôpital.

Chez ce malade, avant l'apparition de la variole, l'affection tuberculeuse des poumons suivait une marche relativement lente, et l'état général s'était maintenu à un degré assez satisfaisant pour permettre au sujet de vaquer à ses occupations journalières jusqu'au moment de l'invasion de la fièvre éruptive. Au cours de la variole, nous voyons les accidents pulmonaires s'aggraver subitement et revêtir l'ensemble symptomatique d'une phthisie à marche rapide, devant, à bref délai, emporter le malade. Dans ce cas, l'action de la variole sur l'évolution de la tuberculose pulmonaire, nous paraît certaine.

De son côté, M. Perroud (1), médecin de l'Hôtel-Dieu de Lyon, rapporte trois observations analogues, qui démontrent l'influence fâcheuse de la variole sur la marche des accidents pulmonaires chez les tuberculeux.

(1) Perroud. *in Lyon médical*, 1870, t. VIII, p. 372.

Dans ces trois observations, il s'agit de sujets vaccinés, arrivés à la seconde période de la tuberculose pulmonaire présentant quelques signes de ramollissement des sommets, avec un peu de fièvre, mais sans état cachectique. Chez ces sujets, la variole (varioloïde) suivit son cours normal, sans paraître influencée par l'affection des poumons. Mais la fièvre persista à un haut degré après la guérison de la fièvre éruptive. « Les lésions pulmo-
« naires s'aggravèrent rapidement, des cavernes se
« creusant là où les dépôts caséeux étaient à peine
« ramollis et de nouveaux dépôts caséeux se formant
« dans les parties jusque-là saines des poumons. » La cachexie tuberculeuse se manifesta promptement avec fièvre hectique, diarrhée colliquative, et la mort survint à courte échéance.

L'auteur, que nous venons de citer, recherche le mode suivant lequel agit, en ces cas, la variole, pour imprimer aux manifestations tuberculeuses cette évolution rapide, et considère deux hypothèses. Agit-elle par débilitation? Ou bien est-ce l'état fébrile dont elle s'accompagne qui retentit sur la tuberculose pulmonaire pour en précipiter la marche? M. Perroud incline vers cette dernière interprétation.

Sans rejeter cette influence, après ce que nous avons dit des complications inflammatoires observées si fréquemment au cours de la variole, tant du côté des bronches que du tissu pulmonaire lui-même, il ne nous répugne pas d'admettre que ces complications puissent agir quelquefois comme les manifestations analogues de la rougeole pour stimuler les lésions tuberculeuses des poumons.

Si l'action funeste de la fièvre éruptive sur la tuberculose est bien plus fréquemment observée après la rougeole qu'à la suite de la variole, ne pourrait-on pas expliquer, jusqu'à un certain point, cette différence par les conditions étiologiques dissemblables des deux maladies exanthématiques? La rougeole, en effet, est une affection de l'enfance; elle frappe surtout les sujets au-dessous de l'âge de huit ans; rarement elle sévit chez l'adulte. La variole, au contraire, atteint plutôt l'adolescence et l'âge adulte; les enfants, généralement vaccinés, bénéficient de l'immunité que leur procure l'inoculation vaccinale. Or, l'enfance et les premières années de la jeunesse, sont l'époque de la vie où la diathèse tuberculeuse, héréditaire ou acquise, exerce son plus grand empire. La rougeole évolue dès lors fréquemment chez des sujets débilités, prédisposés à la tuberculose ou déjà tuberculeux, et les inflammations pulmonaires, dans ces conditions, revêtent volontiers un caractère spécifique. Plus tard, à l'époque où apparaît plus particulièrement la variole, la tuberculose exerce une influence moins générale, par le fait de la disparition antérieure d'un grand nombre des organismes diathésiques.

Ces différences qu'offrent entre elles les conditions étiologiques des deux fièvres éruptives ne pourraient-elles pas contribuer à l'observation moins fréquente de la tuberculose aiguë à la suite de la variole?

Quoi qu'il en soit, nous sommes loin de l'action salutaire attribuée à la variole sur le processus tuberculeux. Il résulte des faits que nous venons de rapporter que, si la variole ne paraît pas créer le tubercule, la variole et la tuberculose pulmonaire, quand elles se rencontrent chez le même sujet, peuvent s'influencer réciproquement de la façon la plus funeste. La tuberculose peut enrayer l'évolution de l'exanthème variolique et devenir l'origine des accidents adynamiques les plus graves au cours de la période de suppuration de varioles, jusqu'alors régulières et dépourvues de toute apparence de malignité. D'autre part, la variole peut imprimer un caractère d'acuité aux lésions tuberculeuses préexistantes et convertir une tuberculose chronique en une phthisie à marche rapide.

Au surplus, cette question des rapports de la variole avec la tuberculose reste encore à l'étude. Notre but est plutôt, aujourd'hui, d'appeler l'attention sur ce point, et nous espérons que de nouveaux faits viendront éclairer cet intéressant sujet, si digne de recherches.

OBSERVATIONS

Nous adjoignons à l'étude que nous venons de faire le résumé des observations que nous avons recueillies à l'hôpital Saint-Antoine, sous la direction de notre excellent chef de service, M. Joffroy, principalement pendant les mois de juin, juillet, août, septembre, 1880, avec le bienveillant concours de notre ami, M. Piogey, interne du service, et de MM. les externes Delhumeau et Roussel. Ces observations, qui ont fait la base de notre travail, au nombre de trente-neuf, sont ainsi réparties :

Bronchite variolique	9
Bronchite capillaire	2
Splénisation sans autre lésion broncho-pneumonique.	3
Broncho-pneumonie à noyaux disséminés............	2
Broncho-pneumonie à noyaux confluents............	2
Spléno-pneumonie avec mort........................	10
Spléno-pneumonie avec guérison....................	4
Broncho-pneumonie subaiguë	1

Nos neuf premières observations ont pour objet exclusif la bronchite variolique; mais les caractères de l'inflammation des bronches, au cours de la variole, se trouvent mentionnés dans les observations subséquentes qui, à cet égard, sont un complément des premières. Il en est de même de la splénisation : nous l'avons rencontrée sans mélange de noyaux broncho-pneumoniques dans trois autopsies. Mais, dans d'autres cas, l'inflammation du parenchyme pulmonaire revêtait encore cette forme dans l'un des poumons, tandis que l'autre était atteint de spléno-pneumonie. Quant à nos observations de broncho-pneumonie avec guérison, nous les avons rangées sous le titre de spléno-pneumonie, en raison de la fréquence de cette forme, du siège circonscrit et unilatéral qu'occupait deux fois la lésion, et de la gravité bien connue de la broncho-pneumonie à noyaux confluents.

OBSERVATION I.

Variole cohérente. — Bronchite variolique non pustuleuse avec intégrité de la muqueuse trachéale.

N... (Louise), 30 ans, entrée le 26 mai 1880.

Il s'agit d'une variole cohérente à la face, discrète sur les membres et le tronc. L'affection évolue d'abord normalement; on note seulement une ménorrhagie légère qui apparaît au deuxième jour de l'invasion et dure quatre jours. L'éruption bucco-pharyngée est modérée. Il y a un peu de raucité de la voix et une toux peu fréquente. Relativement à l'examen de la poitrine, on note l'existence de quelques rhonchus sonores joints à un certain caractère de rudesse de la respiration et perçus dès le septième jour de la maladie. Le 4 juin, l'éruption a atteint la période de suppuration aux membres; la malade meurt subitement dans la nuit.

Autopsie. — La trachée, dans toute son étendue, présente son aspect normal; coloration gris-jaunâtre de la muqueuse sans traces de congestion. — La muqueuse des bronches est le siège d'une vive injection et présente une coloration rouge lie de vin, que l'on peut suivre jusque sur les divisions de quatrième ordre. Dans la bronche droite, la congestion ne commence qu'à 1 centimètre environ au-dessous de la bifurcation de la trachée. Un liquide muco-purulent, peu abondant, adhère à la surface de la muqueuse enflammée. — Les poumons sont congestionnés, mais ne présentent pas de noyaux indurés.

OBSERVATION II.

Variole discrète. — Bronchite variolique non pustuleuse.

B... (Georges), 21 ans, entré le 30 juillet 1880.

Traces douteuses de vaccine. Alcoolisme. Éruption abondante sur tout le corps avec teinte vineuse très marquée sur les membres inférieurs; rash hyperhémique sur l'abdomen. L'éruption n'évolue pas; le malade est pris de délire avec jactitation et carphologie. La mort survient le 3 août, huitème jour de la maladie. (L'examen de la poitrine n'est pas noté.)

Autopsie. — La muqueuse de la trachée est modérément congestionnée, sans traces de pustules.

Au niveau des bronches, de gros et de moyen calibre, la muqueuse est vivement injectée. Elle offre une coloration violacée, parsemée d'îlots, où la congestion moins vive donne à la muqueuse une teinte rouge foncée. Les vaisseaux se dessinent sous forme de riches réseaux, à mailles très serrées. Mucus peu abondant à la surface des bronches enflammées. Les petites bronches sont le siège d'une congestion peu marquée.

Dans les poumons, légère congestion des bases pulmonaires. Aucune altération macroscopique des autres viscères.

OBSERVATION III.

Variole cohérente. — Bronchite variolique non pustuleuse.

L... (Narcisse), 32 ans, entré le 30 juillet 1880.

Marques certaines de vaccine. Éruption cohérente, présentant à peu près la même abondance sur toutes les parties du corps. Sur le ventre, la face antérieure des cuisses, vésico-pustules ombiliquées reposant sur un fond rouge vineux, présentant une teinte sombre, surtout au niveau des aînes. Éruption bucco-pharyngée abondante.

Dès le quatrième jour, à dater de l'invasion, l'auscultation de la poitrine fait entendre, à droite et à gauche, dans les deux poumons, quelques râles sibilants disséminés, très rares et fugaces. Les jours suivants, les mêmes signes sthétoscopiques persistent.

La mort survient au dixième jour (période de suppuration) par rétrocession de l'exanthème.

Autopsie. — Le larynx offre son aspect presque normal, il renferme quelques petites pustules que l'on rencontre dans la région sous-glottique.

La trachée présente une congestion peu marquée, sans pustules.

La muqueuse des bronches est fortement congestionnée, surtout au niveau des divisions bronchiques du côté gauche, de premier, deuxième et troisième ordre.

A la surface du poumon droit, il existe des adhérences anciennes réunissant le lobe moyen au lobe supérieur. Dans les deux poumons, congestion modérée au niveau du bord postérieur.

OBSERVATION IV.

Variole cohérente. — Bronchite variolique non pustuleuse.

D... (Clarisse), 23 ans, entrée le 6 août 1880.

Variole cohérente abondante généralisée. Jusqu'au dixième jour, nous notons, comme symptôme anormal, sauf une ménorrhagie assez abondante durant six jours. L'auscultation fait découvrir une respiration un peu rude en arrière, au niveau de la racine des bronches; on entend, en outre, quelques rhonchus fugaces au niveau du hile pulmonaire droit. — Arrêt de l'évolution exanthématique; état général s'aggravant progressivement. Mort le quatorzième jour de la maladie.

Autopsie. — Le larynx présente les traces d'une inflammation très vive, avec pustules abondantes exulcérées au niveau des cordes vocales supérieures.

Dans la région sous-glottique, il n'y a pas de pustules, mais la muqueuse est vivement injectée.

Il existe une éruption discrète à la surface de la muqueuse trachéale, où l'on compte environ vingt pustules régulièrement échelonnées de haut en bas; un léger cercle rougeâtre entoure chacune de ces pustules, qui sont d'ailleurs séparées les unes des autres par un intervalle de tissu sain. Dans les autres points, la muqueuse trachéale présente son aspect gris blanchâtre normal.

Dans les bronches, mucus adhérent, peu abondant. A partir des grosses bronches, la muqueuse présente une teinte rouge vif à droite, et seulement rosée à gauche. Les divisions bronchiques de cinquième et de sixième ordre sont à peine congestionnées.

Les poumons sont congestionnés, principalement au niveau du bord postérieur des lobes inférieurs, mais le tissu pulmonaire crépite partout.

Aucune particularité intéressante à signaler dans les autres viscères.

OBSERVATION V.

Variole discrète. — Bronchite variolique : Quelques rares pustules dans les bronches. — Mort subite au sixième jour.

M... (Jeanne), 32 ans, entrée le 23 août 1880, cinquième jour de la maladie.

23 août. — Éruption discrète à l'état de vésico-papules un peu aplaties; légère ecchymose sous-conjonctivale gauche; depuis la veille au soir, la malade a un délire assez calme, qui nécessite cependant les moyens de contention. La respiration est régulière, un peu accélérée; l'auscultation, qui est très difficile, ne laisse percevoir aucun signe anormal. Les forces sont conservées. P. 104. T. 39° 2'.

La malade meurt subitement dans la soirée du 26 août.

Autopsie. — Dans le larynx, il existe quelques rares pustules très petites situées dans la région sous-glottique,

La trachée ne présente pas traces d'éruption. Au niveau de la bifurcation des bronches, léger pointillé blanchâtre, en rapport avec une éruption très discrète, qui ne dépasse pas les divisions de premier ordre. En outre, il existe dans le larynx, la trachée et les bronches une congestion très intense, se traduisant par une coloration rouge vif de la muqueuse au niveau du larynx et de la trachée : les divisions bronchiques de premier, deuxième et troisième ordre présentent une teinte violacée. Au-delà, la muqueuse bronchique revêt son aspect normal.

Les bronches enflammées et la trachée sont tapissées par quelques mucosités visqueuses, aérées.

Dans les poumons, on note une légère congestion, limitée aux lobes inférieurs. A la coupe, le tissu pulmonaire présente, à ce niveau, une coloration rougeâtre ; partout il crépite et surnage.

OBSERVATION VI.

Variole cohérente. — Bronchite variolique sans pustules.

L...., 38 ans, entré le 31 août 1880..

Dans l'observation clinique, on note la lenteur de l'éruption, qui se fait par poussées successives, accompagnée de symptômes généraux graves, tels que somnolence, oppression vive sans rapport avec les signes sthétoscopiques. L'auscultation révèle en arrière quelques râles sibilants fugaces et localisés dans la région du hile pulmonaire.

La suppuration s'établit difficilement. Le malade meurt dans l'adynamie, le 3 septembre, neuvième jour de l'affection variolique.

Autopsie. — Le larynx et les deux tiers supérieurs de la trachée sont le siège d'une pustulation très abondante : au-delà, l'éruption disparaît.

Au niveau des pustules, la muqueuse laryngo-trachéale revêt un aspect blanchâtre dû à la cohérence de l'éruption, qui est représentée par des vésico-pustules exulcérées très serrées. Dans le tiers inférieur de la trachée, la muqueuse est très vivement congestionnée et présente, en certains points, un petit pointillé ecchymotique.

Les bronches sont indemnes de pustules. Au niveau des divisions de premier et de deuxième ordre, la muqueuse enflammée présente une coloration rouge violacée, qui diminue progressivement dans les bronches de troisième et de quatrième ordre pour disparaître au-delà. Dans le lobe inférieur droit, cette injection ne fait défaut qu'au niveau des ramifications les plus fines. Les grosses bronches renferment un mucus spumeux, peu abondant.

Les poumons sont congestionnés, surtout le bord postérieur du poumon droit, mais il n'existe pas de points pneumonisés.

Rien de particulier à noter dans les autres viscères.

OBSERVATION VII.

Bronchite variolique ; quelques pustules dans les bronches.

P..., 22 ans, entré le 28 août 1880.

Variole cohérente à la face, discrète sur les autres parties du corps. L'évolution est normale jusqu'au huitième jour, moment de la période de suppuration. Celle-ci s'établit sans réaction franche; la face est le siège d'un gonflement peu marqué.

L'examen de la poitrine est négatif; on entend seulement un peu de rudesse respiratoire en arrière, au niveau du hile pulmonaire, des deux côtés de la poitrine.

Le malade meurt subitement le onzième jour de la maladie, sans que de nouveaux symptômes se soient manifestés.

Autopsie. — Dans le larynx et la trachée, il existe quelques pustules disséminées très rares. La muqueuse laryngo-trachéale est vivement congestionnée et présente une coloration rouge foncée.

On rencontre également quelques petites pustules très discrètes au niveau de la bifurcation des bronches; au-delà, l'éruption fait absolument défaut. Les bronches de premier, deuxième et troisième ordre sont le siège d'une injection très vive et présentent une teinte violacée. La congestion diminue vers les divisions de quatrième ordre pour disparaître dans les ramifications ultérieures où la muqueuse revêt son aspect gris jaunâtre normal. Les bronches enflammées sont tapissées par quelques mucosités épaisses, aérées.

D'une façon générale, les poumons sont légèrement congestionnés.

Dans le lobe inférieur droit, il existe un foyer de congestion plus vive qui occupe les parties inférieures du poumon.

OBSERVATION VIII.

Variole hémorrhagique. — Bronchite variolique sans pustules.

G..., 17 ans, entrée le 15 août 1880.

D'après les renseignements que nous pouvons obtenir, cette jeune fille serait malade depuis huit jours. L'éruption est discrète, abondante, constituée par des vésico-pustules aplaties, hématiques.

Hématurie; état général grave; oppression vive, sans qu'il existe aucun signe sthétoscopique anormal. La malade meurt dans la soirée.

Autopsie. — Il n'existe aucune trace d'éruption dans le larynx, la trachée et les bronches. La muqueuse laryngo-trachéale présente une coloration légèrement rosée. Au-dessous de la bifurcation de la trachée, la congestion de la muqueuse respiratoire devient plus intense. A droite, à partir de l'origine de la bronche droite, cette congestion inflammatoire va en augmentant pour acquérir son summum d'intensité au niveau des divisions de deuxième et de troisième ordre. La muqueuse, en ces points, présente une coloration violacée : au-delà, la congestion diminue et la muqueuse est colorée en rose. A gauche, la muqueuse bronchique présente le même aspect rouge sombre au niveau des divisions de premier et de deuxième ordre : parmi ces dernières, ce sont les divisions descendantes qui sont le plus enflammées; les divisions ascendantes sont moins vivement injectées. Dans le reste de l'étendue des bronches gauches, la muqueuse présente son aspect grisâtre normal. Les bronches renferment quelques mucosités aérées.

Les poumons sont modérément congestionnés par toute leur étendue.

OBSERVATION VIII *bis.*

Bronchite variolique non pustuleuse.

X..., âgé de 9 mois, entré le 1er octobre 1880.

Enfant non vacciné. L'observation clinique mentionne la cohérence de l'éruption. Jusqu'au sixième jour, l'évolution de la fièvre éruptive fut assez régulière; vers cette époque, les symptômes locaux et généraux revêtirent une allure inquiétante (évolution lente de l'exanthème, oppression vive, adynamie). L'auscultation de la poitrine, pratiquée chaque jour, révèle, dès le quatrième jour, l'existence de quelques râles sibilants très rares, limités à la région du hile des deux poumons. La toux existe à peine. Aucune modification dans la sonorité thoracique. Cependant, les symptômes s'aggravent, l'éruption s'affaisse; le malade meurt le neuvième jour, sans apparition de nouveaux signes thoraciques.

Autopsie. — Il n'y a pas trace d'éruption à la surface de la muqueuse respiratoire; les pustules, assez abondantes dans le pharynx, s'arrêtent sur les limites de l'entrée des voies aériennes.

La muqueuse trachéo-bronchique est le siège d'une congestion assez vive, moindre cependant que celle que nous rencontrons habituellement chez l'adulte. L'injection, plus intense au niveau des divisions bronchiques de premier et deuxième ordre, va en s'atténuant à mesure qu'on s'en éloigne, soit qu'on remonte dans la trachée, soit qu'on descende au contraire vers les poumons. A partir des divisions bronchiques de quatrième ordre, la muqueuse bronchique revêt son aspect normal. Les bronches enflammées sont tapissées par un muco-pus adhérent, très peu abondant.

Les poumons sont absolument indemnes de toute altération, soit congestive, soit phlegmasique. Le tissu pulmonaire présente sa coloration rose pâle, propre à l'enfance. Crépitation et surnatation normales.

OBSERVATION IX.

Variole cohérente. — Bronchite capillaire apparaissant le sixième jour. Mort au neuvième jour.

Moh... (François), 23 ans, entré le 10 juillet 1880.

Traces douteuses de vaccine. L'éruption apparaît le 9 juillet, quatrième jour de la maladie.

11 juillet. — L'éruption est cohérente par tout le corps; elle est représentée par de nombreuses papules, reposant sur un fond d'une teinte vineuse, presque ecchymotique en certains points. Dysphagie très pénible en rapport avec une éruption abondante qui occupe la voûte palatine et le voile du palais. Il existe en même temps tous les signes d'un coryza violent. Injection très vive des conjonctives avec larmoiement abondant. Le malade est oppressé; on note une toux fréquente, quinteuse. L'auscultation révèle, dans toute l'étendue de la poitrine, en arrière et en avant, l'existence de râles sibilants et muqueux abondants, mêlés à des râles sous-crépitants très nombreux. Sonorité thoracique normale. T. R. M. 39°, 2'.

12 juillet. — État presque stationnaire de l'éruption, la face est légèrement tuméfiée. Aggravation des symptômes pulmonaires. L'oppression est très vive; la respiration est courte, très accélérée. R. 64; le malade est pris, à intervalles rapprochés, d'une toux spasmodique, suivie de l'expulsion de crachats abondants muco-purulents, aérés. L'auscultation fait constater les mêmes signes que la veille; on entend dans la poitrine un véritable gargouillement. T. R. M. 39°, 18'.

14 juillet. — Éruption toujours affaissée, à l'état de vésico-pustules aplaties, sans réaction. État général grave. Mêmes signes stéthoscopiques. Les mucosités accumulées dans la trachée produisent un râle trachéal qui s'entend à distance. La percussion fait constater une légère diminution de la sonorité thoracique, au niveau des deux lobes inférieurs en arrière. R. 64. T. R. M. 39°, 6'.

15 juillet. — Le malade présente tous les signes de l'asphyxie, coloration cyanotique des lèvres. Oppression extrême. L'exanthème a pour ainsi dire disparu. La mort survient dans la matinée.

L'autopsie ne peut être faite.

OBSERVATION X.

Variole confluente. — Bronchite capillaire. — Mort le treizième jour.

L.... (Clément), 28 ans, entré le 7 août 1880.

Malade non vacciné. L'invasion de la variole dure deux jours.

L'éruption, confluente à la face, revêt, sur les autres parties du corps, un caractère cohérent. La sortie de l'exanthème s'opère assez régulièrement. Cependant, dès le quatrième jour de la fièvre éruptive, le malade, qui depuis deux ans est atteint de bronchite chronique avec accès de dyspnée intermittents en rapport avec l'existence d'un emphysème pulmonaire, est en proie à une vive oppression. Il existe une toux fréquente, avec rejets de crachats assez abondants, aérés, muco-purulents. L'auscultation révèle dans la poitrine une absence presque complète du murmure vésiculaire dans les deux sommets et l'existence de nombreux râles sibilants et muqueux disséminés par toute l'étendue des deux poumons. La percussion démontre une sonorité exagérée des parois thoraciques.

Jusqu'au neuvième jour de la maladie, l'observation clinique mentionne les particularités suivantes : oppression vive, persistance des signes sthétoscopiques précédemment énumérés, évolution lente de l'exanthème, gonflement peu considérable de la face, qui est recouverte d'un masque grisâtre à peine saillant.

Le dixième jour, exacerbation des symptômes dyspnéiques. R. 68. A l'auscultation de la poitrine, on perçoit, dans les deux poumons, des bouffées de râles humides, sous-crépitants à grosses bulbes et sous-crépitants fins. Sonorité thoracique normale. Crachats muco-purulents abondants. L'éruption reste stationnaire. Pas d'albuminurie. T. R. M. 40° 5'. T. R. S. 40° 8'.

Le onzième jour, affaissement de l'exanthème. Mêmes symptômes thoraciques. État général grave. T. R. M. 40° 6'. T. R. S. 41°.

Le douzième jour, les symptômes asphyxiques dominent la scène. Les téguments revêtent une teinte bleuâtre, cyanotique. Oppression extrême. La poitrine est remplie de râles muqueux et sous-crépitants. Submatité au niveau des deux bases pulmonaires. T. R. M. 39° 8'.

Le malade meurt dans le collapsus, la nuit du treizième jour.

Autopsie. — Le larynx et la partie supérieure de la trachée sont le siège d'une pustulation peu abondante, qui ne descend pas dans les bronches. Mais, par toute l'étendue de l'arbre respiratoire, la muqueuse présente une coloration rouge vif pseudo-hémorrhagique. Cette muqueuse est manifestement épaissie, comme tomenteuse au niveau des divisions bronchiques de gros calibre. En outre, la trachée et les bronches renferment un muco-pus abondant qui obstrue les fines ramifications.

Les poumons sont le siège d'une congestion intense, moins vive au niveau des lobes supérieurs, qui sont emphysémateux. — Dans le poumon droit, il existe, vers la partie postéro-supérieure du lobe inférieur, un foyer de splénisation, qui occupe la moitié supérieure de ce lobe. A ce niveau, le tissu ne crépite plus ; la surface de coupe est parsemée de petits noyaux plus durs, d'une coloration plus foncée. Mais partout le tissu surnage. En dehors de ce foyer d'inflammation pulmonaire, il existe, dans le lobe inférieur, des petits noyaux noirâtres, hémorrhagiques, qui ne gagnent pas le fond de l'eau. — Le lobe inférieur gauche présente des altérations analogues, à un degré moins accusé.

Les caractères de l'inflammation trachéo-bronchique en ce cas sont bien différents de ceux que présente ordinairement la muqueuse respiratoire après la variole. Cet épaississement de la muqueuse, cette exagération si prononcée des sécrétions bronchiques ne sont pas propres à la bronchite variolique. Dans cette observation, la bronchite capillaire reconnaît sans doute pour cause l'inflammation chronique préexistante de la muqueuse bronchique, passée à l'état aigu et se généralisant sous l'influence de la variole.

OBSERVATION XI.

Variole cohérente. — Splénisation des parties postérieures des deux poumons. Mort le dixième jour de la variole.

V.... (Narcisse), 21 ans, entré le 24 juillet 1880.

Éruption cohérente sur la face, discrète sur le tronc et les membres, où elle revêt, par places, une disposition en corymbes nettement marquée. Pustulation abondante sur la voûte palatine et le voile du palais. L'exanthème sort irrégulièrement; les boutons évoluent sans réaction franche. Le malade (alcoolique) est très agité.

29 juillet (septième jour de la maladie). — L'éruption sur le tronc et les membres revêt une teinte vineuse; pustulchématie disséminée. Délire durant toute la journée; rien à l'auscultation de la poitrine. Pas d'albuminurie. T. R. M. 39° 3'.

30 juillet. — Etat général grave; éruption affaissée. A l'auscultation, on entend en arrière, au niveau de la racine des bronches, quelques rhonchus mêlés à des râles sous-crépitants peu abondants, disséminés dans la moitié inférieure du poumon droit. Pas d'albuminurie. T. R. M. 39° 6'.

31 juillet. — Apparition de petites eschares disséminées, du volume d'une lentille, en petit nombre, sur les avant-bras et le tronc. Oppression vive. A l'auscultation, râles sous-crépitants au niveau de la partie moyenne des deux poumons; respiration soufflante à droite en ce point. Diminution notable de la sonorité thoracique. Pas d'albuminurie. T. R. M. 39° 8'. — Le malade meurt dans la nuit du 1er août.

Autopsie. — On constate, dans le larynx, la présence de pustules abondantes, blanchâtres; excavées, à bords légèrement surélevés. Il y en a de même dans la trachée, au niveau des quatre ou cinq premiers anneaux. Au-dessous les pustules deviennent de plus en plus rares, et disparaissent au niveau de la bifurcation des bronches. Congestion très vive de la trachée et des bronches, dont la muqueuse présente une teinte violacée; cependant, il existe à peine quelques mucosités tapissant ces surfaces si vivement enflammées.

Poumon droit. — Adhérences anciennes au niveau du lobe supérieur. Le lobe moyen présente son aspect normal, sauf vers la partie inférieure qui est le siège d'une congestion intense. Le lobe inférieur, dans ses deux tiers supérieurs et postérieurs, présente à la coupe une coloration rouge brun; la consistance du tissu est augmentée; la surface de section ne laisse écouler qu'une très petite quantité de liquide très sanguinolent, non aéré. Le tissu ne crépite plus, mais il surnage. La base du poumon est vivement congestionnée.

Poumon gauche. — Lobe supérieur normal. Le lobe inférieur, dans les parties symétriques de celles du poumon droit, présente les mêmes altérations.

OBSERVATION XII.

Variole cohérente. — Splénisation unilatérale droite. — Mort.

D...., 19 ans, entré le 25 juin 1880.

Éruption cohérente généralisée. L'affection évolue lentement jusque vers le onzième jour (début de la suppuration aux mains et aux pieds).

A cette époque, elle revêt un caractère adynamique. Le malade est oppressé. L'auscultation ne fait entendre qu'une diminution notable du murmure vésiculaire à droite et en arrière avec quelques râles sibilants fugaces au niveau du hile pulmonaire de ce côté. La percussion démontre de la submatité en ces points. Il n'existe aucun signe sthétoscopique anormal du côté gauche de la poitrine. L'éruption s'affaisse; le malade meurt le quinzième jour de la variole.

Autopsie. — Dans le larynx et la moitié supérieure de la trachée, il existe une pustulation assez abondante. La muqueuse laryngo-trachéale est congestionnée, d'une coloration rouge vif.

Les bronches ne présentent pas de pustules; dans toute leur étendue, à droite, la muqueuse présente une teinte rouge vineuse, presque noirâtre dans les bronches moyennes. Les bronches gauches sont moins injectées, et la congestion de ce côté s'arrête au niveau des divisions de troisième ordre.

Le lobe inférieur du poumon droit est vivement congestionné; tout ce lobe est converti en un vaste foyer de splénisation. Le tissu pulmonaire, à ce niveau, est plus consistant qu'à l'état normal, sa coupe est presque sèche; il ne crépite plus et surnage difficilement. Congestion légère du poumon gauche.

OBSERVATION XIII.

Variole hémorrhagique. — Splénisation unilatérale droite. Mort le neuvième jour.

R.... (Jean), 52 ans, entré le 7 août 1880.

Il s'agit d'une variole discrète, dont l'éruption revêt, dès l'abord, une teinte vineuse. Cette éruption sort irrégulièrement, évolue avec lenteur. Le sixième jour, surviennent des accidents hémorrhagiques : larges ecchymoses sous-conjonctivales cachant, en grande partie, les sclérotiques; les urines contiennent du sang en nature. L'état général s'aggrave, l'éruption reste affaissée. Il existe une dyspnée assez intense, sans aucun signe sthétoscopique anormal.

Le malade meurt le neuvième jour.

Autopsie. — Le larynx et la trachée sont congestionnés et présentent une pustulation abondante, qui diminue au niveau de la bifurcation des bronches.

La muqueuse bronchique est parsemée de pustules disséminées, qui sont limitées aux bronches de premier et de deuxième ordre. Au-delà, cette muqueuse est très vivement injectée et présente une teinte violacée.

Les poumons offrent leur aspect presque normal, excepté vers la partie moyenne du lobe inférieur droit. La coupe, à ce niveau, montre un tissu très congestionné, d'où il s'écoule une sérosité sanguinolente peu abondante. La consistance du tissu pulmonaire est augmentée en ce point, le tissu ne crépite plus et surnage. Il s'agit d'un foyer de splénisation, du volume d'une orange.

Entre autres lésions intéressantes, on constate l'existence de nombreuses vésico-pustules disséminées dans l'œsophage et descendant jusqu'au niveau de la partie moyenne du conduit. — La muqueuse du bassinet et des calices présente des taches ecchymotiques, et, par places, des suffusions sanguines qui sont situées dans l'épaisseur même de la muqueuse.

OBSERVATION XIV.

Variole cohérente abondante. — Spléno-pneumonie à noyaux hémorrhagiques. Mort le douzième jour.

J.... (Jules), 28 ans, entré le 2 juin 1880.

Il s'agit d'un malade atteint d'une variole cohérente généralisée, qui a présenté, au cours de son affection variolique, des accidents hémorrhagiques (ecchymoses disséminées, pissement de sang). La mort survient le douzième jour de la maladie. L'observation clinique n'a pu être prise, le malade étant entré à l'hôpital la veille de sa mort.

Autopsie. — La trachée présente des pustules peu abondantes; on en retrouve également quelques-unes dans les premières divisions bronchiques droites. La muqueuse trachéo-bronchique est vivement congestionnée; mais l'injection est plus prononcée au niveau des bronches, surtout de celles du côté droit, où la muqueuse présente une teinte violacée.

Le poumon droit est le siège d'une congestion intense, qui occupe le lobe moyen et le lobe inférieur. Cette congestion est surtout vive vers les parties postérieures du poumon. Le lobe inférieur renferme un foyer étendu de spléno-pneumonie, occupant le centre de ce lobe, mais plus rapproché de la face postérieure du poumon. Dans cette zone pneumonisée, on constate la présence de cinq ou six noyaux indurés, du volume d'avelines. Ces petits foyers d'induration présentent une coloration très foncée, noirâtre, d'aspect hémorrhagique. Au niveau des points indurés, le tissu pulmonaire gagne directement le fond de l'eau.

Le poumon gauche ne présente aucune altération inflammatoire; on y remarque une simple congestion de son bord postérieur.

OBSERVATION XV.

Variole confluente. — Spléno-pneumonie à droite, splénisation à gauche. Mort le dixième jour.

J...., âgé de 18 ans, entré le 7 juin 1880.

Traces douteuses de vaccine; invasion durant deux jours.

L'éruption est confluente à la face, sur les avant-bras, aux mains, cohérente sur le tronc et les membres inférieurs. L'affection évolue régulièrement jusqu'au septième jour (commencement de la période de suppuration). A cette époque, l'on remarque des irrégularités dans la marche de l'exanthème; le gonflement de la face, au lieu de s'accroître, semble diminuer, en même temps, le malade est pris de délire. L'urine ne contient pas d'albumine. L'auscultation des poumons ne révèle guère que quelques râles sous-crépitants au niveau du lobe inférieur droit; la sonorité thoracique est légèrement diminuée en ce point. L'état général s'aggrave progressivement, l'exanthème restant affaissé, et la mort arrive le dixième jour de la maladie, sans addition de nouveaux symptômes.

Autopsie. — La muqueuse bronchique est vivement injectée, présentant une teinte ecchymotique, sans pustules. La congestion des bronches est plus intense et plus étendue au niveau des divisions descendantes, surtout celles du côté droit. Les bronches enflammées ne renferment qu'un peu de mucus sanguinolent.

Le poumon droit, dans sa totalité, est le siège d'une congestion vive.

En outre, au niveau de la racine des bronches, on trouve, au milieu d'une zone splénisée, des noyaux confluents de broncho-pneumonie, formant une masse du volume d'une petite orange et situés à la partie supérieure du lobe inférieur. La coupe pratiquée en ce point met à nu un tissu induré, à surface légèrement granuleuse, le tissu ne crépite plus et gagne en masse le fond de l'eau.

Le poumon gauche est congestionné; il existe, au niveau du lobe inférieur de ce côté, un foyer de splénisation, qui en occupe tout le bord postérieur.

OBSERVATION XVI.

Variole hémorrhagique. — Spléno-pneumonie bilatérale à noyaux hémorrhagiques. — Mort le huitième jour.

M..., âgé de 28 ans, entré le 9 juin 1880.

Sujet vacciné; invasion durant trois jours. L'éruption est cohérente par tout le corps; elle s'accompagne dès le début d'une rougeur diffuse, sur laquelle s'élèvent les papules varioliques. Les symptômes généraux sont graves dès la période d'éruption; le malade est très agité, anxieux; la température est élevée, et l'urine contient de l'albumine en notable quantité. Le sixième jour, l'éruption évoluant avec lenteur, le malade est très oppressé et rend quelques crachats sanglants. L'auscultation de la poitrine fait entendre quelques râles sibilants disséminés dans la trachée et les bronches, mêlés à des râles sous-crépitants plus nombreux, que l'on perçoit en arrière au niveau des lobes inférieurs. Mêmes signes sthétoscopiques les jours suivants; la respiration à droite et en arrière est légèrement soufflante dans une zone correspondant au hile pulmonaire. L'éruption reste affaissée : les urines deviennent sanguinolentes. Le malade meurt le huitième jour.

Autopsie. — Les bronches sont très congestionnées; la muqueuse, très injectée, ne présente pas de pustules. Elle est recouverte d'un mucus rougeâtre peu abondant.

Les poumons sont le siège d'une congestion assez vive, sauf vers les sommets, qui présentent leur aspect normal. — Dans le lobe inférieur droit, on remarque, au niveau du bord postérieur, un foyer de spléno-pneumonie qui en occupe la moitié supérieure, et s'enfonce profondément dans le parenchyme pulmonaire. Le tissu, dans cette zone enflammée, présente une couleur sombre, noirâtre; à son centre, il existe trois noyaux disséminés, du volume d'une noisette et manifestement indurés. Ces petits foyers d'induration offrent une coloration acajou, rappelant celle de l'apoplexie pulmonaire. — Le lobe inférieur gauche présente les mêmes altérations, mais à un degré moins prononcé : il s'agit de la forme spléno-pneumonique à noyaux hémorrhagiques.

OBSERVATION XVII.

Variole cohérente. — Spléno-pneumonie unilatérale droite. — Splénisation à gauche. — Mort le douzième jour.

Ch..., 26 ans, entré le 23 juillet 1860.

Sujet non vacciné, alcoolique. L'invasion dure trois jours. L'éruption, cohérente, presque confluente à la face, revêt un caractère discret abondant sur les autres points du tégument cutané. L'observation clinique mentionne une marche assez régulière de la maladie jusqu'au huitième jour (période de suppuration). A cette époque, l'auscultation de la poitrine révèle l'existence de râles sous-crépitants assez fins avec diminution du murmure vésiculaire, en arrière, dans une zone étendue correspondant à la région du hile pulmonaire droit ; la percussion donne de la submatité à ce niveau. En même temps, il existe de la toux, de la dyspnée; le malade rend des crachats peu abondants, opaques, muco-purulents. L'éruption s'arrête dans son évolution. L'état général devient rapidement grave. T. R. M. 39°, 9'. — Dès lors, chacun des symptômes précédents s'accentue davantage; le gonflement de la face disparaît ; les pustules se dépriment et l'affection revêt un caractère adynamique. — Le dixième jour, à l'auscultation de la poitrine, on perçoit à droite et en arrière, vers la partie moyenne du poumon, un souffle doux, entremêlé de râles fins, qui se propage vers la base. Expectoration peu abondante, muco-purulente. L'éruption est complètement affaissée, albuminurie notable. R. 48. T. R. M. 40°,5'. — Le malade meurt le douzième jour dans le collapsus.

Autopsie. — Le larynx, la trachée et les bronches sont très injectés, présentent une teinte violacée et renferment un peu de mucus sanguinolent. Les pustules, cohérentes dans le larynx et le tiers supérieur de la trachée, deviennent discrètes dans le tiers moyen de celle-ci. Cependant on en rencontre disséminées jusque dans les divisions bronchiques de troisième ordre.

Poumon droit. — La surface du poumon droit présente, disséminées en arrière, des néo-membranes ténues qui agglutinent les deux feuillets de la plèvre. — Le lobe supérieur congestionné, renferme un foyer de spléno-pneumonie, superficiellement situé, qui occupe son tiers inférieur et postérieur. Le lobe moyen est le siège d'une vive congestion. — Dans le lobe inférieur, il existe un vaste noyau d'hépatisation, situé au niveau de son bord postérieur et s'enfonçant profondément dans le parenchyme pulmonaire. Ce foyer, contigu en haut aux parties indurées du lobe supérieur, occupe les deux tiers supérieurs du lobe inférieur, en épargnant toutefois le bord antérieur du poumon. Au niveau du parenchyme enflammé, la surface de section présente un aspect lisse, couleur acajou; le tissu ne crépite plus et gagne le fond de l'eau dans les points les plus indurés.

Poumon gauche. — D'une façon générale, le poumon gauche est congestionné; cette congestion devient très vive au niveau du lobe inférieur, dont tout le bord postérieur présente les caractères de la splénisation.

OBSERVATION XVIII.

Variole cohérente. — Spléno-pneumonie bilatérale. — Mort le huitième jour.

Déc..., 43 ans, entré le 27 juillet 1880.

Malade vacciné. L'invasion dure trois jours. L'éruption cohérente à la face, présente à ce niveau une teinte rouge diffuse uniformément répartie; sur le tronc et les membres, l'éruption plus discrète revêt une coloration vineuse. Éruption abondante sur la voûte palatine et le voile du palais. Dès l'apparition de l'exanthème, le malade est agité, anxieux; les urines renferment une notable quantité d'albumine. La température se maintient à un chiffre élevé, variant de 40° 5" à 40° 5'.

(Cinquième jour). L'état général est mauvais, à tendance adynamique. L'éruption évolue lentement; pustulchématie disséminée, ecchymose sous-conjonctivale droite. L'auscultation de la poitrine fait entendre des râles ronflants et muqueux, peu abondants, au niveau de l'origine des bronches. T. R. M. 40° 6. — Le sixième jour, l'éruption reste stationnaire. A l'auscultation, on entend les signes de trachéo-bronchite perçus la veille; en outre, la respiration est soufflante aux deux temps, au niveau de la partie moyenne du poumon droit. T. R. M. 40° 8'. — Le septième jour, les symptômes généraux s'aggravent progressivement; albuminurie notable. Les vésico-pustules sont affaissées, et dans leur intervalle les téguments présentent une teinte bleuâtre diffuse. Dyspnée intense, il n'existe ni toux, ni expectoration. On constate de la matité et du souffle dans la moitié inférieure du poumon droit en arrière; au même point, on entend des râles crépitants fins et sous-crépitants disséminés. A gauche, la respiration est rude, et mêlée de quelques râles fins, rares, dans la partie moyenne du poumon. T. R. M. 40° 5'. Le malade meurt le lendemain.

Autopsie. — Dans le larynx, qui est très congestionné, on constate la présence de nombreuses pustules ulcérées, occupant la face interne des replis aryténo-épiglottiques, les ventricules du larynx et descendant dans la trachée.

La muqueuse trachéale est très congestionnée, et présente également des pustules nombreuses qui disparaissent au niveau du tiers moyen de la trachée.

Les bronches présentent une congestion très intense, d'une teinte rouge sombre, que l'on peut suivre jusque dans les ramifications lobulaires, au niveau des foyers d'inflammation pulmonaire; elles renferment un muco-pus peu abondant, visqueux.

Poumon droit. — A la face externe et postérieure du poumon droit, on constate la présence d'exsudats pseudo-membraneux récents qui réunissent les trois lobes. — Le lobe inférieur est converti en un vaste foyer de spléno-pneumonie où domine l'hépatisation et qui occupe les trois quarts supérieurs de ce lobe. Le bord antérieur du poumon est respecté par l'inflammation. A la coupe, le tissu pulmonaire est manifestement induré; la surface de section présente un aspect marbré caractéristique. Si l'on plonge ce tissu dans l'eau, il gagne le fond du vase, en presque tous les points du foyer spléno-pneumonique. La base est le siège d'une congestion œdémateuse. — Le lobe moyen présente les signes d'une congestion très vive; au niveau de sa partie interne, il existe une certaine induration, le tissu crépite mal; mais il n'y a pas d'hépatisation. — La partie inférieure du lobe supérieur est également congestionnée; le sommet présente un aspect normal.

Poumon gauche. — Au niveau de la partie moyenne du bord postérieur (région du hile pulmonaire), on constate un gros noyau spléno-pneumonique du volume d'un œuf de poule. Sa présence se décèle à l'extérieur du poumon par une coloration rouge brunâtre, et par un certain degré d'induration à ce niveau. Le centre du noyau est induré et ne surnage plus. On constate dans le reste du poumon gauche, tant au niveau du lobe inférieur qu'au niveau du lobe supérieur, une congestion générale assez intense.

OBSERVATION XIX.

Variole cohérente. — Spléno-pneumonie unilatérale droite. — Mort le neuvième jour.

L..., 23 ans, entré le 30 juillet 1880.

Sujet vacciné; alcoolique. L'éruption cohérente sort irrégulièrement et présente une teinte rouge vineuse. L'exanthème évolue avec lenteur. Le sixième jour, apparition de symptômes généraux graves: anxiété, délire pendant la nuit. A l'auscultation, le murmure vésiculaire est notablement affaibli au niveau du lobe inférieur droit; la percussion révèle de la submatité dans cette région. Les urines ne contiennent pas d'albumine. T. 40°2'. — Aggravation progressive de l'état général; l'éruption reste affaissée. Le malade meurt le neuvième jour, dans la matinée.

Autopsie. — Dans le larynx, il existe une éruption pustuleuse cohérente; la surface de la muqueuse laryngée dans l'intervalle des pustules, est très congestionnée, rouge vif, sans gonflement des replis arythéno-épiglottiques. L'exanthème se prolonge dans la trachée avec une certaine abondance jusqu'au niveau de sa partie moyenne. De rares pustules peuvent être suivies jusqu'à la bifurcation des bronches. La muqueuse de la trachée et des bronches est le siège d'une hypérémie intense et présente une coloration rouge violacée; l'injection de la muqueuse est plus vive au niveau des divisions bronchiques du côté droit.

Poumon droit. — La surface externe du poumon droit présente son aspect normal en avant; en arrière, elle revêt une coloration bleuâtre, ecchymotique en certains points. — Le lobe supérieur, congestionné, présente à sa partie inférieure et postérieure un foyer d'induration très limité, placé superficiellement. Dans le lobe inférieur, il existe un foyer central de spléno-pneumonie, séparé de la surface du poumon par une couche assez épaisse de tissu congestionné. Ce foyer, du volume d'une grosse orange, occupe environ la moitié supérieure du lobe inférieur. La base du poumon est congestionnée et crépite.

Poumon gauche. — Le poumon gauche crépite dans toute son étendue, son tissu présente cependant une consistance et une congestion plus marquées dans les points qui correspondent aux régions pneumonisées du poumon droit.

OBSERVATION XX.

Variole cohérente. — Spléno-pneumonie unilatérale droite. — Mort le septième jour.

D..., 26 ans, entré le 30 juillet 1880.

Traces douteuses de vaccine. L'éruption apparait le troisième jour; presque confluente à la face, elle est discrète sur les autres parties de la surface cutanée; éruption bucco-pharyngée abondante. L'exanthème sort péniblement et revêt une coloration rouge vineuse. Il se développe à la base du thorax un petit pointillé ecchymotique, que la pression ne fait pas disparaître.

(Cinquième jour de l'affection.) L'état général du malade est grave : il existe un délire calme; l'éruption reste stationnaire. L'auscultation de la poitrine fait entendre quelques rhonchus sonores à l'origine des bronches, et à droite et en arrière quelques râles sous-crépitants, avec affaiblissement du murmure vésiculaire. La sonorité thoracique est notablement diminuée.

La mort arrive le septième jour sans apparition de nouveaux symptômes.

Autopsie. — Le larynx, la trachée et les bronches présentent une pustulation très abondante qui descend au moins jusque dans les divisions de second ordre. Dans les bronches, la congestion de la muqueuse est vive et s'étend, du niveau du lobe inférieur droit, jusqu'aux plus fines ramifications. A gauche, la congestion bronchique est moins intense et reste limitée aux bronches de gros et moyen calibre.

Les poumons, d'une façon générale, sont le siège d'une congestion modérée. Le lobe inférieur droit présente en outre un foyer de spléno-pneumonie qui, occupant les deux tiers supérieurs du bord postérieur, pénètre profondément dans le parenchyme pulmonaire. Au niveau de ce foyer, la consistance du tissu pulmonaire est augmentée ; la surface de section présente en ce point une coloration rouge brun, marbrée ; il s'en écoule un liquide sanguinolent peu abondant. Le tissu enflammé ne crépite plus, et dans les points les plus indurés, il gagne directement le fond de l'eau.

OBSERVATION XXI.

Variole confluente. — Spléno-pneumonie unilatérale droite. — Mort le huitième jour.

Per... (Antoine), 25 ans, entré le 7 août 1880.

Traces douteuses de vaccine. L'éruption apparaît dès le second jour ; elle revêt un caractère confluent à la face et sur le tronc, cohérent sur les membres. Au niveau de ceux-ci, l'éruption présente une teinte vineuse très prononcée. Albuminurie notable dès le quatrième jour. L'exanthème sort irrégulièrement, évolue mal : le sixième jour, ce sont encore presque partout des papules aplaties, sans gonflement, qui donnent à la peau un aspect de peau de chagrin ; il existe quelques vésico-pustules hématiques disséminées. Délire dans la nuit. A l'auscultation, on perçoit à cette époque, des deux côtés de la poitrine, quelques râles sibilants qui ne s'entendent que par intervalles. A droite et en arrière, il y a des râles sous-crépitants peu abondants, limités à la région moyenne du poumon. La respiration est rude dans la moitié inférieure du poumon droit, et à ce niveau, il existe une diminution notable de la sonorité thoracique. État général grave. T. R. M. 39°,8'. — Le lendemain, l'éruption est toujours affaissée ; pustulehématie diffuse ; les signes sthétoscopiques restent les mêmes. Oppression très vive. R. 64. — T. R. M. 41°. — Le malade meurt dans la nuit.

Autopsie. — Dans le larynx et la moitié supérieure de la trachée, il existe des pustules très abondantes, qui deviennent plus rares dans la moitié inférieure de celle-ci. Dans l'intervalle des pustules, la muqueuse est vivement injectée.

Poumon droit. — Dans le lobe inférieur congestionné, il existe un foyer de spléno-pneumonie, qui occupe la moitié surérieure de ce lobe, en respectant toutefois le bord antérieur. A la coupe du tissu enflammé, le poumon présente un aspect brun rosé ; sa consistance est augmentée ; il ne crépite plus et présente de nombreux noyaux, où l'induration plus

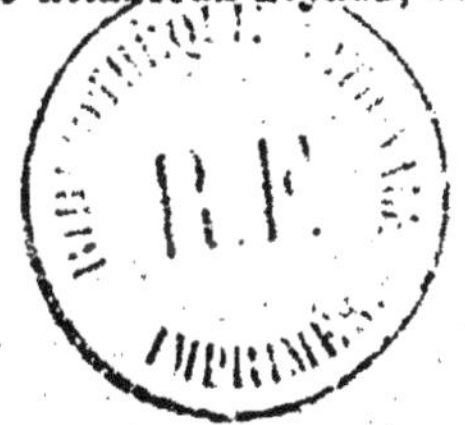

grande est celle de l'hépatisation. Ces noyaux indurés gagnent directement le fond de l'eau. Dans la moitié inférieure, ce lobe est fortement congestionné. — Le lobe moyen est indemne. — La partie postéro-interne du lobe supérieur, présente, au niveau de son bord inférieur, un foyer de splénisation peu étendu : le sommet du poumon offre son aspect normal.

Poumon gauche. — Dans le poumon gauche, il existe un foyer d'œdème et de congestion, très marquées, au niveau du bord postérieur du lobe inférieur.

OBSERVATION XXII.

Variole cohérente. — Spléno-pneumonie bilatérale. — Mort le huitième jour.

V..., 32 ans, entré le 12 août 1880.

Sujet alcoolique, présentant des traces douteuses de vaccine. Invasion durant trois jours. L'éruption est cohérente généralisée. — (Cinquième jour), elle est représentée par des vésico-papules hématiques reposant sur un fond rouge vineux. Le malade est oppressé, délire dans la nuit. Albuminurie en petite quantité. L'auscultation fait entendre quelques rhoncus fugaces, au niveau de la trachée et à l'origine des bronches. Le murmure vésiculaire est notablement affaibli en arrière, au niveau de la partie inférieure du poumon droit : en ce point, submatité à la percussion. T. R. M. 40°, 4'. — Le sixième jour, l'éruption reste stationnaire. Mêmes signes sthétoscopiques. État général grave. T. R. M. 40°, 8'. Le lendemain, l'auscultation de la poitrine fait percevoir en arrière et dans la moitié inférieure du poumon droit, un souffle doux qui occupe les deux temps de la respiration, avec absence presque complète de râles. Rudesse respiratoire dans les mêmes points du poumon gauche. T. R. M. 40°, 5' — Le malade meurt presque subitement le huitième jour.

Autopsie. — Le larynx est peu congestionné, présentant sa coloration presque normale. Il existe quelques pustules disséminées sur la face interne des replis épiglottiques. Dans la région sous-glottique, l'éruption laryngée fait défaut.

La muqueuse trachéale présente une coloration rouge vineuse. On remarque à la surface de nombreuses vésico-pustules ulcérées, blanchâtres et nettement séparées les unes des autres.

Dans les bronches gauches, l'éruption présente la même abondance que dans la trachée, et ne dépasse pas les divisions bronchiques de premier et de deuxième ordre ; dans les bronches droites, il existe seulement quelques rares pustules dans les mêmes points. La muqueuse bronchique est très congestionnée, et présente une coloration noirâtre, qui s'étend jusqu'aux dernières divisions. On constate dans les bronches la présence d'un liquide muco-sanguinolent, spumeux, assez abondant.

Poumon droit. — Les lobes supérieur et moyen sont fortement congestionnés, œdématiés. Il existe quelques fausses membranes récentes à la surface du lobe inférieur. Ce lobe présente un foyer de spléno-pneumonie qui occupe la moitié supérieure de son bord postérieur, et s'enfonce dans le parenchyme pulmonaire. A la coupe, le tissu enflammé présente une coloration brun-rougeâtre ; la surface de section ne laisse écouler qu'une très petite quantité de liquide séro-sanguinolent ; la consistance du tissu est augmentée et présente en des zones limitées celle de l'hépatisation pulmonaire. Le tissu ne crépite plus, et au niveau des noyaux d'induration, gagne directement le fond de l'eau.

Poumon gauche. — Le poumon gauche est congestionné. Le bord inférieur du lobe supérieur, dans sa partie postéro-interne, présente une bande de spléno-pneumonie marginale qui atteint une étendue d'environ six centimètres. Cette zone indurée pénètre d'environ deux centimètres dans l'épaisseur du poumon.

OBSERVATION XXIII.

Variole confluente. — Spléno-pneumonie droite. — Mort le dixième jour.

L... (Henri), entré le 14 août 1880.

Traces douteuses de vaccine. L'éruption, confluente, présente sur les membres une coloration rouge intense. On remarque en outre sur le ventre un petit pointillé ecchymotique, qui ne disparaît point par la pression. L'évolution de l'exanthème est lente, s'accompagnant d'une fièvre vive et d'un état général mauvais. Urines légèrement albumineuses — (huitième jour). La face est modérément tuméfiée, recouverte d'un masque grisâtre ; apparition, à l'œil gauche, d'une large ecchymose sous-conjonctivale. L'auscultation de la poitrine fait découvrir, vers la partie moyenne du poumon droit, quelques râles sibilants, fugaces. T. R. M. 40°, 5'.— Le lendemain, le gonflement de la face a notablemment diminué ; l'éruption reste stationnaire sur les autres parties du corps. Symptômes généraux graves ; langue sèche, noirâtre. La percussion révèle une diminution considérable de la sonorité thoracique dans la moitié supérieure du poumon droit. A l'auscultation, la respiration est soufflante et mêlée de quelques râles sous-crépitants dans la même étendue. Du côté gauche de la poitrine, il n'existe aucun signe sthétoscopique anormal. T. R. M. 40°, 6'. Le malade meurt dans la nuit.

Autopsie. — Il existe dans le larynx des pustules peu abondantes, disséminées dans les régions sus et sous-glottiques. Les pustules descendent dans la trachée, où elles sont plus rares, et s'arrêtent au niveau de son tiers moyen. Dans l'intervalle des pustules, la muqueuse est vivement injectée, et présente une coloration rouge vif.

Dans les bronches, il n'y a pas trace d'éruption. Dans toute l'étendue des divisions bronchiques, la muqueuse est le siège d'une congestion intense, surtout au niveau des bronches moyennes droites; elle présente, en ce point, une teinte rouge vineuse. Les bronches ne contiennent que très peu de mucosités.

Poumon droit. — La surface du poumon droit est parsemée de taches ecchymotiques, au niveau desquelles la plèvre présente un aspect dépoli. A la palpation, on sent, à travers les couches superficielles, un noyau d'induration, qui occupe le tiers supérieur du lobe inférieur, dans le voisinage du bord postérieur du poumon. — A la coupe, le lobe supérieur paraît sain, légèrement emphysémateux. Le lobe moyen, modérément congestionné, crépite par toute son étendue. Le lobe inférieur est le siège d'une congestion assez vive dans sa partie inférieure; son tiers supérieur est converti en un foyer de spléno-pneumonie. A ce niveau, le tissu est induré, ne crépite plus, et présente une coloration brunâtre marbrée. Il s'écoule, à la coupe, un liquide séro-sanguin peu abondant. Au niveau des parties les plus indurées, le tissu gagne directement le fond de l'eau; ailleurs, il surnage.

Poumon gauche. — Le poumon gauche est congestionné, sans foyer d'inflammation pulmonaire.

OBSERVATION XXIV.

Variole cohérente. — Spléno-pneumonie droite. — Mort le septième jour.

M... (Jean), 37 ans, entré le 27 août 1880.

Le sujet de cette observation est un malade vacciné, ayant des habitudes alcooliques. L'invasion dure trois jours. L'éruption, cohérente, abondante, sort irrégulièrement, et présente, dès le début, une teinte lie de vin très prononcée, surtout aux membres inférieurs. L'exanthème reste affaissé. L'affection s'accompagne, dès le cinquième jour, de symptômes généraux graves (délire, oppression). L'auscultation de la poitrine fait découvrir, le sixième jour, au niveau de la partie moyenne du poumon droit et en arrière, un souffle doux, mêlé à quelques râles sous-crépitants. La sonorité thoracique est très notablement diminuée en ce point. Cependant, la fièvre est vive, se maintenant au chiffre de 41°, 41°5'. Les urines contiennent une faible quantité d'albumine. La mort arrive dans le collapsus, le septième jour.

Autopsie. — Il existe quelques pustules dans le larynx; la muqueuse trachéale n'en présente aucune trace. Cette muqueuse est légèrement congestionnée et présente une coloration rose pâle.

Dans les bronches, qui ne présentent pas de pustules, cette coloration passe au rouge sombre. Cette teinte, moins accentuée du côté gauche, revêt son maximum d'intensité au niveau des divisions bronchiques droites, où on la retrouve jusque dans les plus fines ramifications, surtout au niveau du lobe inférieur. Les bronches renferment à peine quelques mucosités.

Poumon droit. — La surface du poumon droit, dans sa moitié inférieure, est tapissée de quelques néo-membranes récentes. — Le tiers supérieur du lobe inférieur et les parties voisines du lobe supérieur, au niveau du bord postérieur du poumon, présentent un foyer de spléno-pneumonie du volume d'une orange, se dessinant sous la plèvre par une coloration noirâtre. A ce niveau, la surface de section présente un aspect marbré, avec de petits noyaux d'une coloration rouge noirâtre, acajou. Dans cette zone, la consistance du tissu a augmenté, et la palpation fait reconnaître des portions véritablement hépatisées, qui correspondent aux petits noyaux broncho-pneumoniques. Le tissu ne crépite plus, et au niveau des points hépatisés, gagne directement le fond de l'eau. Le reste du lobe inférieur est fortement congestionné, œdématié. — Le lobe moyen et le lobe supérieur sont le siège d'une congestion modérée.

Poumon gauche. — Les lobes supérieur et inférieur sont congestionnés. Ce dernier, au niveau de son bord postérieur, crépite mal; la consistance du tissu pulmonaire est légèrement augmentée en ce point.

OBSERVATION XXV.

Variole hémorrhagique. — Spléno-pneumonie droite. — Splénisation gauche. Mort le huitième jour.

C... (Antoine), 19 ans, entré le 10 septembre 1880.

Malade non vacciné; invasion durant trois jours. L'éruption, cohérente, sort péniblement, et présente une teinte vineuse. Le cinquième jour, apparition d'accidents hémorrhagiques (stomatorrhagie, hématurie); l'exanthème reste affaissé; l'état général est grave. Le lendemain, persistance des symptômes hémorrhagiques; ecchymoses disséminées; le malade est vivement oppressé. On constate par toute l'étendue du lobe inférieur droit un souffle doux, qui s'entend aux deux temps, avec absence presque complète de râles; la percussion est mate à ce niveau; pas d'expectoration. T. 40°.5'. — Aggravation progressive des symptômes généraux; mort dans le collapsus la matinée du huitième jour.

Autopsie. — Le larynx est le siège d'une pustulation peu abondante, qui disparaît au niveau de la trachée.

Les pustules font défaut par toute l'étendue de la muqueuse trachéo-bronchique, qui est vivement congestionnée. A droite, la congestion bronchique est limitée pour les bronches ascendantes aux divisions de premier, deuxième et troisième ordre, les ramifications ultérieures sont saines; pour les bronches descendantes, qui conduisent à un foyer d'inflammation pulmonaire, cette injection vive persiste jusqu'au niveau des divisions lobulaires. A gauche, la congestion inflammatoire des bronches se limite aux divisions de gros et moyen calibre. Les bronches renferment un muco-pus peu abondant.

Poumon droit. — Le lobe supérieur et le lobe moyen sont congestionnés. Au niveau de la surface du lobe inférieur, la plèvre est dépolie, finement granuleuse. Le lobe inférieur est augmenté de volume; sa surface est inégale, mamelonnée : les parties saillantes sont représentées par des noyaux d'induration pulmonaire. La coupe montre que ce lobe est converti presque en totalité en un foyer de spléno-pneumonie où domine l'hépatisation; la surface de section est presque sèche et présente une coloration brune, marbrée, caractéristique. Le tissu ne crépite plus, et au milieu des foyers d'induration, gagne en bloc le fond de l'eau. L'hépatisation est plus accentuée, confluente vers le hile pulmonaire.

Poumon gauche. — Le lobe supérieur est légèrement congestionné. Cette congestion est plus vive dans le lobe inférieur, qui présente à son centre un foyer de splénisation assez étendu.

OBSERVATION XXVI.

Variole cohérente. — Broncho-pneumonie à noyaux disséminés. Mort le seizième jour.

B...., âgé de 15 ans, entré le 26 juin 1880.

Dans l'observation clinique du malade, il est mentionné que l'éruption revêt une forme cohérente. L'évolution de l'exanthème est régulière jusqu'au onzième jour de l'affection, époque où commence la dessiccation des pustules de la face. A ce moment, l'on note une exacerbation de la fièvre; le malade est très oppressé; en même temps, les pustules du tronc et des membres semblent vouloir s'affaisser. L'auscultation de la poitrine ne révèle d'abord rien qu'un affaiblissement très marqué du murmure vésiculaire vers les lobes inférieurs des deux poumons; la percussion ne dénote pas de modifications appréciables dans la sonorité thoracique. Cependant, l'état général s'aggrave; l'éruption s'arrête dans son évolution. Le treizième jour, on constate dans la région moyenne du poumon droit, en arrière, un souffle doux qui occupe les deux temps de la respiration. A droite et à gauche, il existe quelques râles sous-crépitants fins, dans la moitié inférieure des deux poumons. Le malade rejette quelques crachats muco-purulents non aérés. Ces signes persistent jusqu'à la mort du malade, qui survient le seizième jour.

Autopsie. — La muqueuse des bronches est très injectée et présente une teinte rouge sombre; à leur origine, il existe un petit nombre d'ulcérations pustuleuses. Les bronches contiennent un liquide spumeux peu abondant. Les poumons sont vivement congestionnés dans leur moitié inférieure. A la surface des lobes inférieurs, en arrière, il existe quelques taches ecchymotiques, et, à ce niveau, la plèvre, dépolie, présente quelques irrégularités dues à l'existence de néo-membranes très ténues.

Le lobe inférieur droit, outre la congestion dont il est le siège, présente, disséminés dans son épaisseur, quatre noyaux d'induration du volume d'un œuf de pigeon. Dans l'intervalle de ces foyers indurés, le tissu pulmonaire a conservé sa crépitation normale. Au niveau du lobe supérieur droit, il existe également un petit foyer allongé de broncho-pneumonie marginale, qui occupe la partie interne et postérieure de son bord inférieur. Le lobe inférieur gauche présente un autre petit noyau d'induration du volume d'une noisette, situé sous la plèvre, vers la partie moyenne de son bord postérieur.

OBSERVATION XXVII.

Variole cohérente. — Broncho-pneumonie bilatérale à noyaux disséminés. Mort le quinzième jour.

L.... (Marie), âgée de 25 ans, entrée le 9 juillet 1880.

L'éruption, survenant le quatrième jour, est cohérente. La malade, arrivée au dixième jour de la maladie, présente un gonflement considérable de la face; l'éruption suit son évolution normale. Cependant, il existe une oppression vive; l'auscultation de la poitrine ne fait rien découvrir, qu'un peu de rudesse respiratoire à droite et en arrière, au niveau du hile pulmonaire. T. V. M. 39°6'. Le lendemain, le gonflement de la face a diminué d'une façon très notable; les pustules semblent s'affaisser sur le tronc et les membres. La langue est sèche, recouverte d'un enduit noirâtre. La respiration est très accélérée. R. 56. A l'auscultation, l'expiration est soufflante en arrière, vers la partie moyenne des deux poumons. On entend également, à ce niveau, des râles sous-crépitants et muqueux assez abondants; ces râles se prolongent à droite vers la fosse sous-épineuse. La percussion démontre une diminution considérable de la sonorité dans la moitié inférieure du poumon droit, en arrière; à gauche, il existe de la submatité au même niveau, dans une étendue un peu moindre. État général grave. T. 40°. Les jours suivants, les symptômes généraux et locaux présentent à peu près les mêmes caractères. A l'auscultation, on entend du souffle aux deux temps, mélangé de râles sous-crépitants dans la moitié inférieure du poumon droit, en arrière; la respiration est soufflante à gauche dans les mêmes points, avec des râles sous-crépitants assez fins, peu abondants. L'éruption se dessèche partout. La malade tombe dans l'adynamie et meurt le cinquième jour de la complication pulmonaire.

Autopsie. — La muqueuse de la trachée et des bronches présente une teinte rouge foncé; il existe de petits îlots moins injectés disséminés. L'inflammation bronchique s'étend jusque dans les divisions de petit calibre. Il n'y a de pustules varioliques en aucun point des muqueuses laryngée, trachéale ou bronchique.

Poumon droit. — Le poumon droit semble augmenté de volume. La face postérieure du lobe inférieur présente une coloration violacée; elle est recouverte de néo-membranes récentes. Son bord postérieur est induré dans sa moitié supérieure et présente un foyer de spléno-pneumonie qui pénètre profondément dans le parenchyme pulmonaire. Le tissu, à ce niveau, présente à la coupe un aspect marbré, ne crépite plus et gagne le fond de l'eau dans les points les plus indurés. Quatre ou cinq noyaux hépatisés, du volume d'une noisette, sont disséminés dans le reste de l'étendue du lobe inférieur; dans leur intervalle, le tissu pulmonaire est congestionné et crépite. Dans le lobe supérieur, jusqu'au sommet, et dans le lobe moyen, il existe également de petits foyers indurés disséminés semblables aux précédents et présentant tous les caractères des foyers broncho-pneumoniques.

Poumon gauche. — Le lobe supérieur du poumon gauche offre son aspect normal. Le lobe inférieur, dans sa moitié supérieure, présente des noyaux indurés disséminés, analogues à ceux que l'on rencontre dans le poumon droit et séparés entre eux par un tissu congestionné.

OBSERVATION XXVIII.

Variole cohérente. — Spléno-pneumonie droite.
Mort au huitième jour.

V...., âgé de 28 ans, entré le 9 juillet 1880.

Sujet non vacciné; invasion durant trois jours.

L'éruption, cohérente à la face postérieure et sur le tronc, offre un caractère plus discret sur les membres; elle revêt dès l'abord une teinte rouge violacé. La sortie de l'exanthème est irrégulière, son évolution lente. Le malade est agité, délire pendant la nuit. Il n'y a pas d'albumine dans les urines. Cet état général grave s'accompagne d'une oppression vive, survenant le sixième jour de l'affection. A l'auscultation, le murmure vésiculaire est très affaibli en arrière, au niveau du lobe inférieur du poumon droit. On entend, en cette région, quelques râles sous-crépitants lointains peu nombreux. La sonorité thoracique est notablement diminuée. L'exanthème reste affaissé; la mort survient le huitième jour, sans apparition de symptômes nouveaux.

Autopsie. — Les bronches sont très hypérémiées, sans traces de pustules. L'injection de la muqueuse est plus vive à droite, et peut être suivie, de ce côté, jusque dans les ramifications les plus fines, dans les points où le tissu pulmonaire est lui-même enflammé. Un mucus visqueux peu abondant recouvre la muqueuse bronchique enflammée. La rougeur inflammatoire des bronches ne remonte dans la trachée qu'à 3 centimètres au-dessus de sa bifurcation. La muqueuse trachéale, au niveau de son tiers moyen, ne présente qu'une très légère injection; sa coloration est gris rosé.

Les poumons sont congestionnés, surtout dans leur moitié inférieure. La partie supérieure du lobe inférieur droit présente, en outre, un foyer volumineux de spléno-pneumonie où domine la splénisation. La section, pratiquée à ce niveau, montre que la consistance du tissu est légèrement augmentée; sur une surface d'une coloration rouge sombre se dessinent des zones limitées, d'une teinte plus foncée, légèrement granuleuses et manifestement indurées. Le tissu enflammé ne crépite plus, et, au niveau des noyaux indurés, il gagne le fond de l'eau.

OBSERVATION XXVIII *bis*.

Variole cohérente. — Spléno-pneumonie bilatérale. Mort le treizième jour.

Anc..., 52 ans, entré le 23 septembre 1880.

Sujet non vacciné; l'invasion de la variole dure trois jours et se caractérise par l'intensité des symptômes ordinaires à cette période de la fièvre érupt[illegible]

L'éruption, c[illegible]rente, sort irrégulièrement et reste jusqu'au septième jour à l'état de papules peu élevées. Le début de cette période est signalé par quelques accidents hémorrhagiques (ecchymoses sous-conjonctivales, épistaxis légers). Cette anomalie de l'exanthème s'accompagne d'un état général grave, adynamique, avec élévation considérable de la température, qui ne présente pas la rémission du sixième jour. En même temps, les urines contiennent une grande quantité d'albumine. Cependant, l'auscultation ne révèle dans la poitrine que l'existence de quelques râles sibilants, limités à la région du hile pulmonaire. Traitement : rhum, acétate d'ammoniaque : 8 grammes.

Le huitième jour, on constate un amendement notable dans les symptômes généraux, et l'éruption a manifestement progressé depuis la veille. Il existe un gonflement notable de la face, qui est recouverte de vésico-papules lactescentes. Sur le tronc et les membres, l'éruption revêt également le caractère vésiculeux; à côté de vésicules assez bien développées, on en constate qui sont moins élevées, hématiques. Mêmes signes sthétoscopiques. Urines albumineuses. T. R. M. 40°2'. T. R. S. 40° 5'. Le neuvième jour, l'exanthème semble continuer son évolution retardée. La tuméfaction de la face a encore augmenté; elle est recouverte d'îlots gris jaunâtre, formés par la cohérence des vésico-pustules.

Sur les autres parties du corps, l'éruption présente un développement moins avancé, et les vésicules évoluent avec plus de lenteur; les mains et les pieds sont le siège d'un gonflement peu marqué. T. R. M: 40°. T. R. S. 40°6'.

Le dixième jour, nouvelle anomalie de l'éruption. Les vésico-pustules de la face s'affaissent; ailleurs, l'éruption reste stationnaire. L'état général s'est aggravé depuis la veille. Le malade est très oppressé. R. 48. L'auscultation révèle une absence presque complète du murmure vésiculaire dans la moitié inférieure du poumon droit; on constate, à ce niveau, l'existence de quelques râles sous-crépitants. La percussion est mate dans la même étendue. Au niveau du poumon gauche, il n'existe aucun signe sthétoscopique anormal. T. R. M. 40°8'. T. R. S. 41°.

Le lendemain, on constate l'affaissement complet de l'éruption. État général adynamique. Le malade, en proie à une dyspnée vive, se plaint de douleurs dans le côté droit de la poitrine; il existe une toux peu fréquente, avec expectoration de quelques crachats muco-purulents adhérents. A l'auscultation, respiration soufflante dans la moitié inférieure du poumon droit, en arrière. Percussion mate à ce niveau, avec augmentation des vibrations thoraciques. T. R. M. 40°5'. T. R. S. 41°.

Le douzième jour, persistance des symptômes généraux graves. A l'auscultation, on constate un souffle doux mêlé de quelques râles sous-crépitants fins, au niveau de la partie moyenne et postérieure du poumon droit. Le murmure vésiculaire est très affaibli, et la sonorité thoracique diminué dans les régions correspondantes du poumon gauche. La toux et l'expectoration font absolument défaut.

Dès lors, collapsus progressif, et mort le treizième jour.

Autopsie. — Le larynx, congestionné, présente des pustules exulcérées peu abondantes, qui descendent dans la trachée pour disparaître à la jonction du tiers supérieur avec les deux tiers inférieurs de celle-ci. La muqueuse trachéale, dans les points qui sont le siège de l'éruption pustuleuse, est vivement injectée; la congestion diminue ensuite progressivement dans ses deux tiers inférieurs.

Au niveau de l'origine des bronches, l'injection de la muqueuse respiratoire redevient plus intense. Les grosses bronches, indemnes de toute pustulation, sont très enflammées et présentent une coloration rouge sombre; elles renferment un liquide muco-purulent peu abondant. Dans les divisions bronchiques droites, l'inflammation, au niveau du lobe inférieur, se poursuit jusque dans les ramifications lobulaires; la congestion est moins étendue cependant au niveau des ramifications ascendantes. Dans les bronches gauches, l'injection ne peut être suivie au delà des divisions de troisième ordre, sauf vers le bord postérieur du poumon, où les fines divisions sont également envahies.

Poumon droit. — La surface du poumon droit, dans sa partie postéro-inférieure est inégale, finement granuleuse, recouverte de légères exsudations pleurales. Le lobe supérieur et le lobe moyen sont modérément congestionnés. Le lobe inférieur est converti, dans sa presque totalité, en un vaste foyer de spléno-pneumonie qui n'épargne que le bord antérieur. Le lobe est notablement augmenté de volume, et la palpation de sa surface externe permet de constater l'existence de gros noyaux d'induration situés dans l'épaisseur du parenchyme pulmonaire. A la coupe, la résistance du tissu est augmentée. La surface de section est lisse, presque sèche; sa coloration, rouge brun, est plus foncée par zones irrégulièrement réparties. La crépitation a disparu dans presque toute l'étendue du foyer spléno-pneumonique; la moitié supérieure du lobe est totalement hépatisée; la moitié inférieure présente des noyaux de broncho-pneumonie disséminés.

Poumon gauche. — Le lobe inférieur est vivement congestionné. Son bord postérieur présente un foyer de spléno-pneumonie qui en occupe toute la hauteur. La splénisation domine dans ce foyer, où l'on parvient à trouver plusieurs noyaux d'induration du volume d'une noisette, offrant les caractères des noyaux broncho-pneumoniques.

OBSERVATION XXIX.

Variole cohérente. — Spléno-pneumonie unilatérale droite. Splénisation gauche. — Mort le treizième jour.

F...., 22 ans, entré le 7 septembre 1880.

Sujet non vacciné; invasion durant trois jours.

A son début, l'affection revêt un caractère grave, s'accompagnant de délire violent qui dure deux jours, pour disparaître au moment de la période d'éruption. Celle-ci est cohérente à la face, discrète, abondante sur les autres parties du corps. L'évolution de l'exanthème marche régulièrement jusqu'au dixième jour (période de suppuration). A cette époque, le malade tombe dans un état adynamique; en même temps, les pustules s'affaissent. Il y a exacerbation de la fièvre. A l'examen de la poitrine, on constate les signes suivants : la sonorité thoracique a notablement diminué dans la moitié inférieure du poumon droit, en arrière. A ce niveau, l'auscultation fait entendre un affaiblissement considérable du murmure vésiculaire; on perçoit également, dans les mêmes points, quelques râles sous-crépitants disséminés. Il existe une expectoration peu abondante, constituée par des crachats muco-purulents adhérents.

Les jours suivants, l'état général adynamique se prononce davantage; partout l'éruption s'affaisse et semble se dessécher.

Le onzième jour, on entend dans la poitrine, au niveau du hile pulmonaire droit, un souffle doux, mêlé à des râles sous-crépitants assez fins très peu abondants. La percussion donne une matité véritable à ce niveau. Du côté du poumon gauche, les signes sthétoscopiques normaux sont à peine modifiés. Il existe une toux rare; les crachats présentent les caractères précédemment indiqués; la température se maintient au chiffre de 40°, 40°5'. La mort survient dans le collapsus, le treizième jour.

Autopsie. — Il existe, dans le larynx et la trachée, des pustules abondantes qui couvrent la surface de la muqueuse laryngo-trachéale d'exulcérations blanchâtres et étendues. Dans l'intervalle des pustules, la muqueuse, très-congestionnée, revêt une coloration rouge vineuse.

Dans les bronches, les pustules, discrètes, sont limitées aux divisions bronchiques de premier et de deuxième ordre. La muqueuse est le siège d'une congestion très intense que l'on peut poursuivre à droite, au niveau du lobe inférieur, jusque dans les ramifications les plus fines. A gauche, la congestion, très-vive dans les bronches de gros et de moyen calibre, va en s'atténuant à mesure qu'on se rapproche des divisions lobulaires. Il existe, à la surface de la muqueuse enflammée, un liquide muco-purulent peu abondant.

Poumon droit. — Les lobes supérieur et moyen sont modérément congestionnés. Le lobe inférieur est le siège d'altérations broncho-pneumoniques étendues; presque tout ce lobe est transformé en un vaste foyer de spléno-pneumonie où domine l'hépatisation lobulaire. A la coupe, la consistance du tissu est manifestement augmentée et, dans beaucoup de points, présente celle de l'induration vraie. La surface de section offre une coloration brunâtre marbrée; sur ce fond ainsi coloré se dessinent de nombreuses zones limitées d'une teinte plus foncée. Ces points correspondent à des noyaux de broncho-pneumonie, du volume d'avelines, véritablement confluents dans la moitié supérieure de ce lobe. Dans toute l'étendue du foyer inflammatoire, la crépitation a disparu, et le tissu, dans les points les plus indurés, gagne en bloc le fond de l'eau. Le bord antérieur de ce lobe, ainsi que sa base, sont indemnes d'altérations pneumoniques; on ne remarque, à ce niveau, qu'une congestion vive, œdémateuse.

Poumon gauche. — Le poumon gauche revêt un aspect presque normal dans la plus grande partie de son étendue. Le bord postérieur du lobe inférieur est vivement congestionné et présente un foyer de splénisation qui occupe son tiers supérieur.

OBSERVATION XXIX (*bis*).

Variole cohérente. — Spléno-pneumonie unilatérale droite. — Mort le douzième jour.

Thér..., âgée de 19 ans, entrée le 6 octobre 1880.

Malade non vaccinée. — A son entrée, elle est arrivée au sixième jour d'une variole cohérente ; l'éruption, papuleuse sur le tronc et les membres, revêt un caractère vésiculo-papuleux à la face. L'exanthème semble évoluer régulièrement ; la malade a la voix enrouée ; elle tousse un peu et expectore quelques mucosités aérées. L'auscultation de la poitrine révèle quelques râles sibilants, limités à l'origine des bronches, et perçus des deux côtés de la poitrine. La fièvre est vive ; l'état général, cependant, paraît satisfaisant. Traitement tonique.

Les jours suivants, l'exanthème continue son évolution. Le huitième, la face est recouverte d'îlots pustuleux avec un gonflement notable de cette région. Persistance des mêmes signes sthétoscopiques. T. V. M. 39° 8'. T. V. S. 40°.

Le dixième jour, l'état de la malade s'est manifestement aggravé. L'éruption reste stationnaire presque par toute l'étendue de la surface cutanée. Ce sont des vésico-pustules lactescentes, peu élevées, sans réaction périphérique. La malade est vivement oppressée. R. 48 ; toux plus fréquente, avec expectoration de quelques crachats muco-purulents. A l'auscultation, on perçoit en arrière quelques râles muqueux et sous-crépitants dans la partie moyenne du poumon droit, avec diminution notable du murmure vésiculaire dans toute la moitié inférieure de ce poumon. Submatité à la percussion dans la même étendue. T. V. M. 40° 6'. T. V. S. 40° 8'.

Le lendemain, éruption affaissée. A la face, les pustules se dessèchent et revêtent l'aspect de croûtes noirâtres ; disparition du gonflement de cette région. Sur les autres parties du corps, les pustules affaissées se creusent à leur centre. Dyspnée intense. R. 56. A l'auscultation de la poitrine, on perçoit en arrière un souffle doux occupant le tiers moyen du poumon droit, mêlé de quelques râles sous-crépitants. État général adynamique. Albuminurie légère. T. V. M. 40° 2'. T. V. S. 40° 5'.

Le douzième jour (12 octobre), la malade est plongée dans le collapsus. Mort dans la journée.

Autopsie. — Le larynx, la trachée et les grosses bronches sont le siège d'une éruption pustuleuse abondante. La muqueuse respiratoire, dans ces points, se trouve recouverte de larges pustules exulcérées, reposant sur un fond rouge vineux. Au niveau de la partie supérieure de la trachée, ces exulcérations sont cohérentes et se touchent par leurs bords. La congestion péri-pustuleuse est plus vivement accusée au niveau des bronches, où la muqueuse, dans l'intervalle des pustules, présente une teinte hémorrhagique. Au-delà des divisions bronchiques du troisième ordre, l'éruption s'arrête ; mais la congestion se propage avec le même caractère d'intensité dans les ramifications plus fines, et au niveau des lobes inférieur et moyen, on peut la suivre par toute l'étendue des bronches. Malgré cette injection si vive, la muqueuse bronchique est presque sèche; c'est à peine si en quelques points elle est recouverte par une mince couche de muco-pus.

Poumon droit. — Outre une congestion légère du lobe supérieur, le poumon droit est le siège, dans ses lobes moyen et inférieur, d'altérations broncho-pneumoniques consistant en une spléno-pneumonie presque totale du lobe moyen, avec prédominance de l'hépatisation lobulaire et en une splénisation limitée au tiers supérieur du lobe inférieur.

Poumon gauche. — Le poumon gauche est congestionné, surtout au niveau du bord postérieur du lobe inférieur, sans lésions broncho-pneumoniques.

OBSERVATION XXX.

Variole cohérente. — Broncho-pneumonie à noyaux confluents. — Mort le dixième jour.

L..., âgé de 18 ans, entré le 8 août 1880.

Malade vacciné. Invasion durant quatre jours. L'éruption est cohérente et revêt en certains points un aspect corymbiforme très nettement marqué. L'exanthème revêt une coloration rouge vineuse sur les membres inférieurs. Dyspnée intense; raucité de la voix, allant presque à l'aphonie. L'auscultation de la poitrine révèle, le cinquième jour, l'existence de quelques râles ronflants, fugaces, entendus des deux côtés en arrière, au niveau du hile du poumon. Cependant, l'éruption suit une marche régulière. Le septième jour, la face est tuméfiée, recouverte de vésico-pustules qui se fusionnent par places; sur le tronc et les membres, l'éruption est vésiculeuse. Mêmes signes sthétoscopiques. Les urines ne sont pas albumineuses. T. R. M. 39° 6'.

Le huitième jour, l'éruption reste stationnaire; le malade est très oppressé et se plaint de douleurs vagues dans le côté droit de la poitrine, L'auscultation révèle, dans la moitié inférieure du poumon droit, en arrière, un souffle doux occupant les deux temps de la respiration et mêlé à quelques râles sous-crépitants. A gauche, il n'existe aucun signe sthétoscopique anormal. La percussion est mate au niveau des régions soufflantes du poumon droit. État général grave. T. R. M. 40° 8'.

Le lendemain, symptômes généraux adynamiques; il y a affaissement de l'exanthème. Mêmes signes sthétoscopiques au niveau du poumon droit, plus accentués que la veille; dans le côté gauche de la poitrine, on perçoit un souffle doux au niveau de la région moyenne du poumon. Albumine en quantité notable dans les urines. T. R. M. 48° 8'. Le malade meurt dans la nuit.

Autopsie. — Le larynx et la trachée sont le siège d'une pustulation abondante qui s'étend jusqu'aux divisions bronchiques de premier et deuxième ordre. La muqueuse des bronches est vivement injectée, présentant une coloration violacée que l'on peut suivre jusqu'au niveau des divisions lobulaires. Les bronches enflammées renferment un mucus sanguinolent, assez abondant.

Poumon droit. — Le lobe supérieur et le lobe moyen sont congestionnés. Le lobe inférieur est augmenté de volume ; sa surface présente une coloration noirâtre ; elle est mamelonnée et recouverte de néo-membranes ténues, peu abondantes. La coupe montre que ce lobe est converti dans sa presque totalité en un vaste bloc d'induration ; la surface de section présente un aspect rouge brun, finement granuleux, et laisse écouler une petite quantité de liquide sanguinolent, non aéré. Le tissu ne crépite plus, et plongé dans l'eau, il gagne rapidement le fond du vase.

Poumon gauche. — Le poumon gauche est congestionné et présente, au niveau du lobe inférieur, un foyer limité de spléno-pneumonie qui occupe la moitié supérieure de ce lobe. Le tissu ne crépite plus en ce point ; mais, pris en masse, il surnage ; les points les plus indurés gagnent seuls le fond de l'eau. La splénisation domine dans ce foyer, tandis qu'à droite, il s'agit d'une véritable hépatisation.

OBSERVATION XXXI.

Variole cohérente. — Broncho-pneumonie à noyaux confluents. — Mort le dixième jour.

Foh... (Jacques), 33 ans, entré le 8 août 1880.

Malade non vacciné. Invasion durant quatre jours. L'éruption, cohérente à la face, est discrète, abondante sur le tronc et les membres. Jusqu'au septième jour on note, dans l'observation clinique, une certaine lenteur dans l'évolution de l'exanthème, ne s'accompagnant pas de symptômes généraux graves, sans hyperthermie. A cette époque, l'éruption semble rester stationnaire ; en certains points, elle devient hématique. En même temps, le malade est pris d'oppression. L'auscultation révèle de la rudesse respiratoire dans les deux lobes inférieurs, sans modification appréciable dans la sonorité thoracique. T. R. M. 39° 8'.

Huitième jour. — Mêmes caractères de l'éruption ; oppression vive. R. 48. L'auscultation de la poitrine fait entendre, à droite et en arrière, dans la moitié inférieure du poumon, un souffle doux occupant les deux temps de la respiration. A ce niveau, on entend également un mélange de râles sous-crépitants et crépitants peu abondants. La percussion donne de la submatité dans la région sus-indiquée, avec augmentation des vibrations thoraciques. A gauche, la respiration est rude et la sonorité thoracique conservée. Il n'existe ni toux, ni expectoration. T. R. M. 39° 0'. Le neuvième jour, la face est modérément gonflée, cependant l'éruption ne fait pas de progrès : presque partout, elle reste à l'état de vésico-pustules aplaties, hématiques en certains points. État général grave. Dyspnée intense. R. 52. Au niveau du poumon droit, les même signes sthétoscopiques persistent; le souffle présente un timbre plus rude. T. 40° 3'. Le malade meurt le lendemain.

Autopsie. — Il n'y a pas de pustules dans le larynx; la muqueuse laryngée est congestionnée et présente une coloration rouge vif.

La muqueuse de la trachée offre les mêmes caractères, et la même absence complète de pustules.

Les bronches présentent une coloration rouge vineuse, plus foncée à la surface des bronches droites, et s'étendant jusqu'aux plus fines ramifications : l'éruption fait absolument défaut par toute leur étendue. Elles renferment des mucosités spumeuses peu abondantes.

Poumon droit. — La surface du poumon droit est recouverte de néo-membranes récentes qui occupent sa face postérieure dans ses trois quarts inférieurs, et qui agglutinent entre eux les trois lobes. Au niveau du lobe inférieur, cette surface est mamelonnée et présente une coloration noirâtre. A la coupe, ce lobe est induré dans toute son étendue, sauf au niveau du bord antérieur qui est congestionné. La surface de section est légèrement grenue et présente une teinte brune marbrée. Le tissu ne crépite plus et gagne en masse le fond de l'eau. Il existe, cependant, quelques petites zones très limitées, et disséminées, où l'on retrouve les caractères de la splénisation. Le lobe moyen, tout entier, est converti en un vaste foyer de spléno-pneumonie où domine l'hépatisation lobulaire. Le lobe supérieur est très congestionné dans ses trois quarts inférieurs : à son centre, il existe trois ou quatre petits noyaux disséminés de broncho-pneumonie.

Poumon gauche. — La surface du poumon gauche, au niveau du lobe inférieur, est rendue inégale par la présence de néo-membranes ténues qui recouvrent son bord postérieur. Au centre de ce lobe, il existe un foyer de spléno-pneumonie, du volume d'un œuf de poule, où domine la splénisation. En ce point, le tissu offre une coloration rouge sombre; il ne crépite plus; sa consistance est augmentée. Cependant, il surnage, sauf en quelques points limités, où l'induration est plus considérable. Le lobe supérieur est légèrement congestionné.

OBSERVATION XXXII.

Variole cohérente. — Broncho-pneumonie bilatérale. — Guérison.

B..., âgée de 20 ans, entrée le 1er juillet 1880.

Nous manquons de renseignements précis sur cette malade, qui est de nationalité italienne et ne peut s'exprimer en français.

Au moment de son entrée, elle est arrivée à la fin de la période de suppuration d'une variole cohérente. La face est recouverte de pustules en partie desséchées.

Cette malade est très affaiblie; elle est en proie à une oppression vive. Il existe une toux fréquente; et l'expectoration est constituée par des crachats muco-purulents, opaques.

L'auscultation fait constater dans les deux poumons une respiration soufflante, mêlée de râles sous-crépitants très abondants. Ces signes sont surtout accusés en arrière, au niveau des lobes inférieurs. La matité est presque absolue en ces points.

L'éruption se dessèche. Pendant quinze jours, la malade reste dans un état alarmant, avec une fièvre vive, une dyspnée très marquée; l'amaigrissement est excessif. Les signes sthétoscopiques persistent sans modifications; la malade rend une grande quantité de crachats verdâtres, purulents.

Au bout de ce temps, les symptômes généraux et locaux s'amendent progressivement; la dyspnée devient moins vive; le souffle disparaît peu à peu. Vingt-cinq jours après le début supposé de la phlegmasie pulmonaire, il n'y a plus que quelques râles sous-crépitants dans les lobes inférieurs; et la malade sort complètement guérie dans les premiers jours du mois d'août.

OBSERVATION XXXIII.

Variole cohérente. — Broncho-pneumonie unilatérale droite survenant le dixième jour. — Guérison.

Ch... (Jules), 30 ans, entré le 25 août 1880.

Il s'agit d'une variole à éruption cohérente abondante, et généralisée. L'affection suit son cours régulier jusqu'au dixième jour (période de suppuration). A cette époque, les symptômes s'aggravent subitement; les pustules des membres s'affaissent et deviennent hématiques. En même temps, la température s'élève, T. 41°; le malade est très oppressé et se plaint d'une douleur thoracique assez vive, qui occupe le côté droit. L'ausculation de la poitrine révèle, au niveau de la partie postérieure du lobe inférieur droit, l'existence de râles sous-crépitants assez fins, qui s'entendent aux deux temps de la respiration; le murmure vésiculaire est très affaibli en ce point. La percussion est mate, avec augmentation des vibrations thoraciques. Albumine en faible quantité dans les urines.

Pendant six jours, l'état général du malade est absolument grave, adynamique; l'éruption reste stationnaire. Dans la poitrine, les râles persistent avec les mêmes caractères. L'expectoration est constituée par des crachats opaques, purulents, peu abondants. Le dix-huitième jour, la suppuration s'achève aux mains et aux pieds; les forces semblent se relever; mêmes signes sthétoscopiques, matité à la percussion. T. R. M. 39°, 2'.

Les jours suivants, le mieux-être s'accentue davantage; cependant, la fièvre persiste avec exacerbation vespérale, la résolution de la phlegmasie pulmonaire est lente. Le malade entre en convalescence le vingtième jour après le début de la complication broncho-pneumonique.

OBSERVATION XXXIV.

Variole cohérente. — Broncho-pneumonie droite survenant le septième jour. Guérison.

P..., âgé de 17 ans, entré le 7 septembre 1880.

L'éruption, cohérente sur la face et le tronc, revêt un caractère plus discret sur les membres. L'affection évolue normalement jusqu'au septième jour, époque à laquelle survient la complication pulmonaire. Celle-ci s'accuse par les signes suivants : râles sous-crépitants, fins, peu nombreux, limités à la région du hile pulmonaire droit; respiration légèrement soufflante à ce niveau, dans une zone d'environ six centimètres carrés; matité presque absolue en ce point; expectoration constituée par des crachats muco-purulents, opaques, peu abondants. Exacerbation de la fièvre. T. 40°. L'évolution de l'exanthème est ralentie du fait de l'apparition de la phlegmasie pulmonaire; cependant, l'état général demeure assez satisfaisant La lésion pulmonaire reste limitée. Le malade, arrivé à la période de dessiccation, conserve une température fébrile, qui atteint le soir les chiffres de 39°, 39°, 2'. Les signes sthétoscopiques, précédemment énumérés, persistent sans modifications appréciables, pendant environ dix jours. Vers ce temps, l'amélioration se prononce, le malade entre en convalescence quinze jours après l'apparition de la complication pulmonaire.

OBSERVATION XXXV.

Variole discrète. — Broncho-pneumonie bilatérale apparaissant le huitième jour. — Guérison.

Ch... (Caroline), 26 ans, entrée le 23 juillet 1880.

L'invasion dure trois jours. L'éruption, généralement discrète, revêt sur la face et les membres inférieurs, un caractère d'abondance plus grande que sur les autres parties du corps. L'exanthème sort régulièrement et évolue de même jusqu'au 25 juillet, huitième jour de la maladie. A cette époque, l'éruption est représentée par des vésico-pustules peu développées, plus saillantes sur la face. Cependant, la malade est oppressée, anxieuse, et se plaint de douleurs thoraciques vives, siégeant du côté gauche de la poitrine. Il existe une toux peu fréquente, sans expectoration. L'auscultation fait entendre une respiration rude à gauche, et dans les deux poumons, quelques râles sibilants fugaces, disséminés. T. V. S. 41°.

26 juillet. — L'éruption reste stationnaire. L'état général s'aggrave. L'oppression persiste au même degré. La malade rend quelques crachats muco-purulents, striés d'un peu de sang. A l'auscultation, on perçoit à gauche et en arrière, vers la partie moyenne du poumon, des râles sous-crépitants assez fins, qui s'entendent aux deux temps de la respiration. Plus bas, le murmure vésiculaire fait défaut, et l'on perçoit une légère égophonie, indiquant la présence d'une mince couche de liquide épanché à ce niveau. L'urine renferme une notable quantité d'albumine. T.V.M. 39°, 8'. — T. V. S. 40°. — Traitement : toniques, rhum.

27 juillet. — L'éruption présente les mêmes caractères que la veille. L'affection revêt un caractère adynamique : la langue est sèche, couverte d'un enduit noirâtre. L'expectoration est plus abondante, muco-purulente ; les crachats sont opaques, adhérents, il en est quelques-uns qui présentent un aspect fibrineux.

Vers la partie moyenne du poumon gauche, la respiration est légèrement soufflante, mélangée de râles sous-crépitants assez nombreux ; ces signes sont remplacés à la base du poumon par du silence respiratoire, avec conservation des vibrations thoraciques. T. V. M. 40°, — T. V. S. 40°, 2'.

Dès lors, les pustules, après être restées stationnaires pendant quelques jours, tendent à la dessiccation.

30 juillet — Même état général. Dyspnée vive : R. 52. A l'auscultation, on constate, du côté gauche en arrière, que le souffle s'est étendu à toute la moitié inférieure de la poitrine ; il existe dans toute cette région un mélange de râles muqueux assez abondants, et de râles sous-crépitants. La percussion est mate, et les vibrations thoraciques augmentées dans les mêmes points. — Du côté du poumon droit, l'auscultation révèle, en arrière, l'existence de râles sous-crépitants, peu nombreux et disséminés par toute l'étendue du lobe inférieur. En même temps, la sonorité thoracique est notablement diminuée à ce niveau. L'expectoration est constituée par des crachats purulents opaques. T. V. M. 40°. — T, V. S. 40°, 4'.

31 juillet. — Affaiblissement progressif de la malade. Mêmes signes sthétoscopiques au niveau du poumon gauche; à droite et en arrière, souffle doux mélangé de râles sous-crépitants s'entendant dans toute la moitié inférieure du poumon droit. R. 56. — T. V. M. 39°, 3'. — T. V. S. 40°, 6'.

4 août. — Mêmes symptômes généraux. Le souffle persiste des deux côtés de la poitrine, entremêlé de râles à bulles assez grosses; du côté gauche, cependant, le souffle est moins étendu. R. 48. — T. V. M. 39°, 8'.

6 août. — Légère amélioration dans l'état général. A l'auscultation, râles muqueux et sous-crépitants avec respiration légèrement soufflante

au niveau du lobe inferieur gauche; mêmes signes sthétoscopiques à droite. Expectoration muco-purulente et abondante. R. 48. — T. V. M. 38° 7'. — T. V. S. 39° 2. — Du côté du poumon droit, le souffle diminue d'intensité; en certains points, il existe une sorte de gargouillement. A gauche, persistance des râles sous-crépitants, avec disparition du souffle. R. 40. — T. V. M. 38° 6'. — T. V. S. 39°.

A dater de cette époque, l'état général se relève progressivement; cependant, la température vespérale se maintient au chiffre de 38° 6'. Le 14 août, on constate que le souffle n'a pas encore complètement disparu au niveau du poumon droit; les crachats, moins abondants, présentent toujours un aspect purulent.

Le 20 août, trente-six jours après l'invasion des complications pulmonaires, le malade entre en convalescence.

OBSERVATION XXXVI.

Variole cohérente. — Broncho-pneumonie-bilatérale subaiguë. — Mort.

B... (Julie), 19 ans, entrée le 27 juin 1880.

La malade a été vaccinée. Les symptômes de la période d'invasion ont été très violents. L'éruption a commencé à apparaître le 27 juin, troisième jour de la maladie.

29 juin. — L'état général est grave. Il y a du délire pendant la nuit: l'éruption reste aplatie et n'a pas fait de progrès depuis la veille. T. V. M. 40° 4'. — T. V. S. 41°, 2'.

30 juin. — L'éruption évolue lentement. Sur le tronc et sur les membres inférieurs, on constate la présence de sang épanché à l'intérieur de quelques pustules. L'urine renferme une notable quantité d'albumine. T. V. M. 39°, 4'. — T. V. S. 40°.

5 juillet. — Les pustules de la face commencent à se dessécher; les mains et les pieds sont le siège d'un gonflement assez considérable (période de suppuration). La malade tousse, est oppressée. A l'ausculation des deux côtés de la poitrine, en arrière, on constate que le murmure vésiculaire est très affaibli; il existe, vers la partie moyenne des deux poumons, des râles sous-crépitants assez abondants. Diminution notable de la sonorité thoracique. T. V. M. 39° 8'. T. V. S. 40° 5'.

7 juillet. — Les pustules des membres restent stationnaires; le gonflement des mains et des pieds a disparu. Les symptômes généraux revêtent une tendance adynamique. Mêmes signes sthétoscopiques. T. V. M. 39° 6'.

12 juillet. — L'éruption est sèche presque partout. Cependant la fièvre persiste; les forces de la malade restent déprimées. Il existe une toux fréquente. L'auscultation fait entendre des râles sous-crépitants abondants, en arrière, dans la moitié inférieure des deux poumons; la per-

cussion est mate dans la même étendue. L'expectoration, assez abondante, est constituée par des crachats opaques, muco-purulents. T. V. M. 39°. T. V. S. 39° 8'.

20 juillet. — A l'auscultation, souffle intense dans la partie moyenne du poumon droit, en arrière; souffle et bouffées de râles sous-crépitants dans les régions symétriques du poumon gauche. T. V. M. 38° 6'. T. V. S. 39° 4'.

A partir de ce jour, il se produit des abcès multiples et volumineux, principalement le long du sternum, qui est nécrosé au niveau de sa partie moyenne.

La fièvre persiste irrégulière, généralement plus accusée le soir, et oscillant entre 38° 5' et 40°.

30 juillet. — Râles sous-crépitants et souffle doux dans la partie inférieure du poumon gauche; souffle rude, caverneux, avec gargouillement dans la partie moyenne du poumon droit. Matité absolue au niveau des deux lobes inférieurs en arrière. Expectoration purulente, très abondante, avec aspect nummulaire des crachats.

L'état général s'aggrave pendant le mois d'août. Les phénomènes fébriles persistent au même degré. La malade présente un état de maigreur extrême. Mêmes signes sthétoscopiques. La mort arrive le 31 aout 1880, cinquante-deux jours après l'apparition de la broncho-pneumonie. (Voir l'autopsie, page 39).

TABLE DES MATIÈRES

4199. — Paris. Imp. Félix Malteste et Cie, rue des Deux-Portes-Saint-Sauveur, 22.

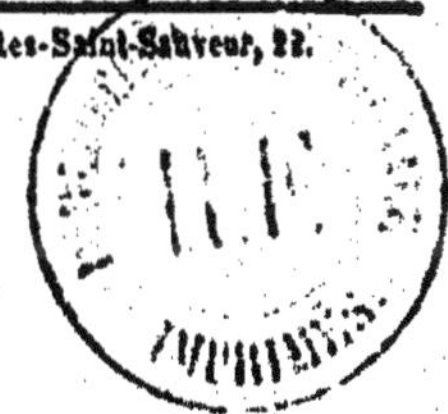

PUBLICATIONS DE LA LIBRAIRIE ADRIEN DELAHAYE ET ÉMILE LECROSNIER, ÉDITEURS

Traité de thérapeutique appliquée, basé sur les indications, suivi d'un précis de thérapeutique et de posologie infantiles et de notions de pharmacologie usuelle sur les médicaments signalés dans le cours de l'ouvrage, par J.-B. FONSSAGRIVES, professeur de thérapeutique et de matière médicale à la Faculté de médecine de Montpellier, etc. 2 vol. in-8........................ 24 fr. »
Cartonné.. 26 fr. »

Traité d'anatomie générale appliquée à la médecine. Embryogénie, Éléments anatomiques, Tissus et systèmes, par L. CADIAT, professeur agrégé à la Faculté de médecine de Paris, etc., avec une introduction de M. le professeur CH. ROBIN, T. Ier, 1 vol. in-8, avec 210 figures dessinées par l'auteur... 13 fr. »
L'ouvrage complet formera 2 vol. in-8.

Traité des maladies de la peau, par I. NEUMANN, professeur de dermatologie et de syphilographie à l'université de Vienne, traduit sur la 4e édition, et annoté par les Drs G. et E. DARIN. 1 vol. in-8 avec 76 figures intercalées dans le texte.. 13 fr. »

Traité d'anatomie pathologique, par le docteur LANCEREAUX, professeur agrégé à la Faculté de médecine de Paris, médecin des hôpitaux, etc. T. Ier, Anatomie pathologique générale, 1 vol. in-8 avec 267 figures intercalées dans le texte... 20 fr. »
Cartonné.. 21 fr. »

— Tome II, première partie. Anatomie pathologique spéciale, Anatomie pathologique des systèmes : 1o système lymphatique. 1 vol. in-8 de 630 pages, avec 90 figures intercalées dans le texte. Prix du Tome II complet..... 20 fr. »

Traité pratique et clinique de la phtisie pulmonaire et des maladies tuberculeuses des divers organes, par le professeur H. LEBERT, 1 vol. in-8. 10 fr. »

Manuel de physiologie, par le docteur FORT, professeur libre d'anatomie, etc. 1 vol. in-18, avec 141 figures intercalées dans le texte............... 10 fr. »

Cours de médecine opératoire, par le docteur FORT, 1 vol. in-18, avec 97 fig. dans le texte.. 6 fr. »

Leçons cliniques sur les maladies des organes génitaux internes de la femme, par ALPHONSE GUÉRIN, chirurgien de l'Hôtel-Dieu, etc. 1 vol. in-8 avec 33 figures intercalées dans le texte et 2 planches en chromolithographie.. 10 fr. »

Traité théorique et clinique de Percussion et d'Auscultation, avec un appendice sur l'inspection, la palpation et la mensuration de la poitrine, par E.-J. WOILLEZ, médecin honoraire de l'hôpital de la Charité, etc. 1 vol. in-18 avec 101 figures intercalées dans le texte............................ 10 fr. »
Cartonné.. 11 fr. »

Leçons cliniques sur les maladies du foie, suivies des leçons sur les troubles fonctionnels du foie, par CHARLES MURCHISON, professeur de clinique médicale, etc. Traduites sur la seconde édition et annotées par le docteur JULES CYR, lauréat de l'Académie de médecine, médecin consultant à Vichy. 1 vol. in-8 avec 36 figures dans le texte.. 12 fr. »

Étude médico-légale sur les testaments contestés pour cause de folie, par le docteur LEGRAND DU SAULLE, médecin de la Salpêtrière, etc. 1 vol. in-8.. 9 fr. »

Traité des maladies de l'estomac, par le docteur LEVEN, médecin en chef de l'hôpital Rothschild, etc. 1 vol. in-8.................................. 7 fr. »

Guide élémentaire du médecin praticien, par le docteur BUCHHOLTZ. 1 vol. in-18.. 3 fr. »

Traité de la gastrostomie, par le docteur H. PETIT, sous-bibliothécaire à la Faculté de médecine de Paris, etc., ouvrage précédé d'une introduction par M. le professeur VERNEUIL. 1 vol. in-8.. 6 fr. »

De la syphilis. Unité d'origine, Incurabilité, Traitement, par le professeur DENIS-DUMONT. 1 vol. in-18. 1880.. 3 fr. 50

4197. — Paris. Imp. FÉLIX MALTESTE et Ce, rue des Deux-Portes-Saint-Sauveur, 22.

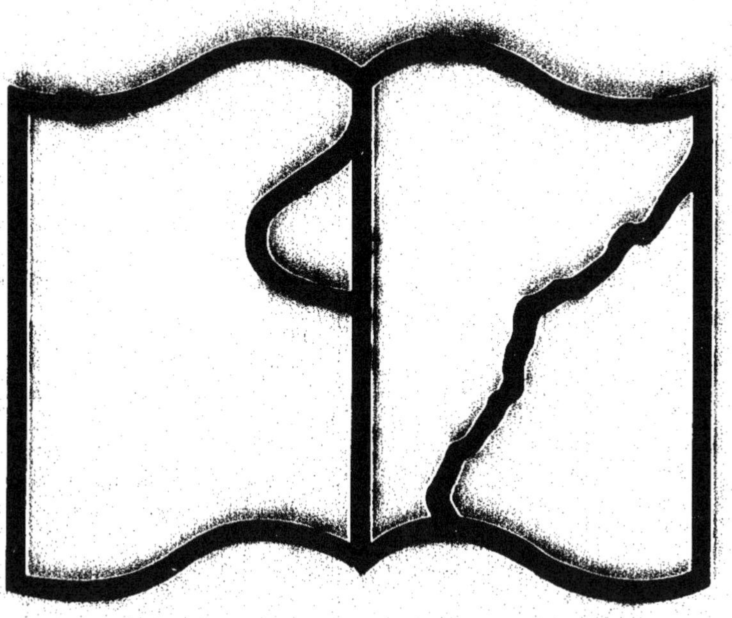

Texte détérioré — reliure défectueuse

NF Z 43-120-11

www.ingramcontent.com/pod-product-compliance
Ingram Content Group UK Ltd.
Pitfield, Milton Keynes, MK11 3LW, UK
UKHW020237220726
13923UKWH00002B/706